GRUNDZÜGE DER REPRODUKTIONS PSYCHOLOGIE

„ψυχῆς πείρατα ἰὼν οὐκ ἂν ἐξεύροιο, πᾶσαν ἐπιπορευόμενος ὁδόν; οὕτω βαθὺν λόγον ἔχει.“

Von

BENNO ERDMANN

BERLIN UND LEIPZIG 1920
VEREINIGUNG WISSENSCHAFTLICHER VERLEGER
WALTER DE GRUYTER & CO.
VORMALS G. J. GÖSCHEN'SCHE VERLAGSHANDLUNG — J. GUTTENTAG, VERLAGSBUCHHANDLUNG — GEORG REIMER — KARL J. TRÜBNER — VEIT & COMP.

Druck der Vereinigung wissenschaftlicher Verleger Walter de Gruyter & Co., Berlin W. 10

MEINER LIEBEN FRAU

MILLY

GEWIDMET

Vorwort

Die nachstehende Arbeit vereinigt und ergänzt Gedanken, die von mir vor Jahrzehnten der Idee nach erfaßt und seitdem in mehreren Schriften sowie einer Reihe von zerstreut gedruckten Abhandlungen für einzelne Teile ausgeführt worden sind, zu einem systematischen Inbegriff.

Sie ist in erster Linie für die Werdenden bestimmt. Die Fertigen haben einander gerade gegenwärtig auf dem Gebiet der Psychologie wenig Ertragreiches zu sagen, so wenig wie seit alters auf dem Gebiet der Philosophie überhaupt. Die Hoffnung, die von den Optimisten in der Bewertung experimenteller psychologischer Forschung um die siebziger Jahre des vorigen Jahrhunderts gehegt wurde, die Psychologie werde auf dem insbesondere von Helmholtz und Fechner gebahnten Wegen zu einer Einzelwissenschaft werden, hat sich nicht erfüllt. Wir besitzen zurzeit weniger noch als jemals vordem eine Psychologie, sondern lediglich eine Reihe verschiedener, teils einander ausschließender, teils verwickelt miteinander zusammenhängender Standpunkte und ihnen entsprechender, durch die Institutsaufgaben gezüchteter Schulen. Das hat seine Ursachen nicht lediglich darin, daß wir trotz aller vielgestaltigen Arbeit noch in den Anfängen experimenteller psychologischer Methodik stecken. Es ist vielmehr hauptsächlich dadurch bedingt, daß die Psychologie viel tiefer und fester als irgendeine andere spezielle Wissenschaft in dem Boden der theoretischen Weltauffassungen wurzelt. Die Meinung Mancher, daß es möglich sein werde, sie aus der alten Abhängigkeit von der Philosophie zu befreien, wird deshalb niemals zur Wahrheit werden, so wenig wie der Glaube Anderer sich erfüllen kann, daß die Philosophie die Hilfe ernsthafter psychologischer Forschung zu entbehren vermöge. In Rücksicht auf diese Sachlage war es angezeigt, die allgemeinen psychologischen Annahmen, die ich zu verwerten hatte, einleitend ausdrücklich anzugeben. Vielleicht helfen diese Angaben ebenso wie der hier vorgelegte Zusammenhang von Beobachtungen und Hypothesen, die Mißverständnisse zu verringern, denen meine Einzeluntersuchungen, nicht zum wenigsten die mit R. Dodge durchgeführten experimentellen, ausgesetzt waren und infolge der allgemeinen psychologischen Problemlage ausgesetzt bleiben werden.

Dem Interesse der Suchenden, habe ich mich bemüht, durch eine tunlichst elementare Darstellung entgegenzukommen. Demselben Zweck dienen die literarischen Nachweise, die ich am Schluß numeriert zusammengestellt habe. Auf diese Nummern beziehen sich die in eckigen Klammern eingeschlossenen Zahlen des Textes.

Herrn Dr. phil. Erich Hochstetter sage ich auch an dieser Stelle für seine sorgsame Beihilfe bei den Korrekturen herzlichen Dank.

Zu besonderem Dank bin ich meinem Freunde und Schwager, Herrn Dr. W. de Gruyter, dafür verpflichtet, daß er trotz der Ungunst der Zeiten bereitwilligst den Verlag übernommen und schnelle Drucklegung ermöglicht hat.

Berlin-Lichterfelde
Januar und April 1920

Benno Erdmann

Inhalt.

Kapitel I

Psychologische Vorbemerkungen

Die seelischen Lebensvorgänge vollziehen sich, wie die Lebensvorgänge überhaupt, in einem Verlauf andrängender Reize und entsprechender regulierender Reaktionen. Sie lassen sich demgemäß nach biologischen Gesichtspunkten gliedern.

Unaufhörlich dringen Reize aus der uns umgebenden Körperwelt erregend auf unseren Organismus ein und führen in ihm zu reagierenden Erregungen. Physiologisch genommen bilden diese Erregungsvorgänge einen Inbegriff von Bewegungen, deren jedes Glied für die Betrachtungsweise der exakten Naturwissenschaften in vorhergehenden Bewegungen seine zureichenden Ursachen hat. Eine besondere Gruppe dieser Bewegungsinbegriffe machen diejenigen aus, die durch unser Nervensystem vermittelt werden. Eine Unterart dieser Gruppe besteht in den Bewegungen, die mit seelischen Lebensvorgängen in durchgängigem, wechselseitigen, gesetzmäßigen, spezialisierten, d. i. in eigenartigem funktionellen Zusammenhang stehen. Die Wirklichkeit seelischer (psychischer) Vorgänge ist uns in gleich zu charakterisierendem Bestande unmittelbar gegeben. Daß diese unmittelbar gegebenen, und weiterhin alle seelischen Lebensvorgänge von den organischen Bewegungsverläufen, mit denen sie sich verknüpft zeigen, wesensverschieden sind, d. h. nicht in Bewegungen irgendwelcher Art aufgelöst werden können, sei hier vorausgesetzt. Die Frage nach der Eigenart dieses funktionellen Zusammenhangs zwischen den seelischen und den leiblichen Lebensvorgängen berührt die hier zu erörternden Probleme nicht.

Trotzdem ist ihre Lösung zugunsten der Hypothese des psychophysiologischen Parallelismus schon eben und weiterhin wiederholt vorausgesetzt. Es genügt, sie hier als „Arbeitshypothese“ zu fassen. Die Darstellung durchweg so allgemein zu halten, daß für jede mögliche Deutung des Zusammenhangs Raum bliebe, hätte überdies die Wiedergabe der Gedanken mehrfach nur undurchsichtig gemacht.

Auf Grund der vorstehenden Bestimmungen dürfen wir die uns eigenen mit seelischen Lebensvorgängen verbundenen nervösen Bewegungsverläufe, die wir (mit Einschluß der psychopathologischen) als psychophysiologische bezeichnen wollen, nach bekanntem Schema dreifach gliedern. Ihr erstes Glied bilden die leiblichen Erregungen, die, von physischen Reizen ausgelöst, zu den Zentralorganen unseres Nervensystems hingeleitet werden. An diese zentripetalen leiblichen Erregungen schließen sich unter besonderen Bedingungen (der Intensität usw.) zentrale, in den Organen des Gehirns entstehende. Sie sind mit den seelischen Lebensvorgängen, die sich unter besonderen Bedingungen innerlich als solche direkt kundgeben, unmittelbar funktionell vereinigt. Die zentralen nervösen Bewegungen fließen endlich auf zentrifugalen nervösen Bahnen, dem dritten Glied, in die solchen Innervationen zugänglichen Gewebe, z. B. in unsere Muskulatur über. *A potiori* kann die erste dieser psychophysiologischen Reihen als sensorische, die zweite als psychophysische, die dritte als motorische bezeichnet werden. Besondere Verwicklungen entstehen dadurch, daß nicht nur äußere, sondern auch innere, d. h. hier in unserem Körper entstehende, physische Reize sensorisch auslösend wirken können, daß ferner nicht jede psychophysische Erregung in ihrer zentrifugalen Ausstrahlung peripher merklich wird.

Die unmittelbar gegebenen seelischen Vorgänge lassen sich entsprechend ihrer Vermittlungsfunktion, die in den eben angedeuteten verwickelteren Fällen nicht aufgehoben, sondern nur variiert ist, in zwei Gruppen zerlegen. Ursprünglich sind sie in Rücksicht auf den scheinbar allein den Menschen eigenen unmittelbar gegebenen Bestand des Seelischen als Denken und Wollen unterschieden worden. Wir trennen sie, indem wir die Einschränkung auf das menschliche Geistesleben fallen lassen, hier ohne weitere Begründung, und ohne auf die vielen anderen Einteilungsversuche kritisch Rücksicht zu nehmen, in intellektuelle und emotionelle. Zu jenen wollen wir alle die ursprünglich zentripetal ausgelösten Vorgänge des Vorstellens mit Einschluß des sinnlichen Wahrnehmens rechnen, zu diesen alle die letzten Endes zentrifugal verlaufenden Vorgänge des Fühlens und des ihm innewohnenden Strebens bis hin zum Wollen im eigentlichen Sinne. Die intellektuellen Vorgänge entsprechen zentralen Endgliedern des sensorischen Teils, die emotionellen zentralen Anfangsgliedern des motorischen Teils der psychophysiologischen Gesamtreihen. Auch diese Einteilung des seelischen Mittelgliedes gibt freilich nur repräsentative Typen, d. h. Arten, die durch mannigfaltige Übergangs- und Mischformen ineinander verfließen [27]. Eine besonders bedeutsame, die grundlegende Form dieser Typen bildet die Aufmerksamkeit. Sie enthält, wie wir sehen werden, sowohl intellektuelle als emotionelle Momente.

Insoweit beide Innenglieder, die intellektuellen und die emotionellen, gleicherweise unmittelbar als wirklich erlebt werden, bezeichnen wir sie als Bestandteile des Bewußtseins. So im Anschluß an den Cartesianischen Sprachgebrauch der Worte *conscientia* oder *cogitatio*, aber ohne Descartes' metaphysische Voraussetzung einer *substantia cogitans* mit dem Bewußtsein als ihrem Attribut, und ohne die Cartesianische Einschränkung des Seelischen überhaupt auf das im Bewußtsein Erfaßbare. Intellektuelle und emotionelle Vorgänge sind demnach Modifikationen des Bewußtseins, das nur in diesen Modifikationen, niemals also für sich genommen wirklich ist. An den überlieferten Raumbildern für das Bewußtsein sei trotzdem nichts geändert. Es bleibt bequem, von einer Schwelle des Bewußtseins, vom Schwinden aus dem Bewußtsein usw. zu reden. Auf den Versuch, die vorliegende definitorische Bestimmung mit den zahlreichen, vielfach schwankenden und unbestimmten Bedeutungen des Wortes „Bewußtsein" zu konfrontieren, sei verzichtet.

Weiter sei, in Berührung, wenn auch nicht in Übereinstimmung mit Annahmen, die auf Herbart zurückgehen, angenommen, daß alle Bewußtseinsvorgänge ihre Wirklichkeit unmittelbar in den ihnen eigenen Inhalten bekunden. Wir erleben demnach die intellektuellen Vorgänge des sinnlichen Wahrnehmens in dem Wahrgenommenen: das Hören z. B. im Gehörten; so auch das Erinnern im Erinnerten, das Einbilden im Eingebildeten, das Abstrahieren im Abstrakten, das Erkennen im Erkannten, das Denken im Gedachten; desgleichen die Emotionen des Schmerzens im Schmerz, des Traurigseins in der Trauer, des Zornigseins im Zorn, des Wollens im Willensbewußtsein, des Aufmerkens in den Bewußtseinsinhalten, auf welche die Aufmerksamkeit gespannt ist. Bewußtseinsvorgang und Bewußtseinsinhalt sind demnach nur zwei Seiten einer und derselben inneren Wirklichkeit. Sie können nur künstlich, durch isolierende Aufmerksamkeit, also niemals reinlich voneinander geschieden werden.

Die intellektuellen Bewußtseinsinhalte charakterisiert, wie wir voraussetzen wollen, durchweg, von den Sinneswahrnehmungen bis hinauf zu den abstraktesten Gedanken, ein Gegenstandsbewußtsein. Die emotionellen lassen sich, wie mir scheint, am besten umgrenzen, wenn wir sie als reaktives Zustandsbewußtsein bestimmen.

Allerdings drückt das so gefaßte Bewußtsein nur die Unmittelbarkeit, nicht die Gesamtheit des unmittelbar erfaßbaren seelischen Erlebens aus. Sobald wir die Vorgänge beachten, die wir in ihren Inhalten innerlich erleben, finden wir alle seelischen Erlebnisse, und zwar die intellektuellen nicht anders als die emotionellen, auf uns selbst als die einheitlichen Subjekte dieses Erlebens bezogen. Wir können dann das, was wir erleben, nur formulieren: 'ich nehme (dies) wahr, erinnere, denke, fürchte, erstrebe, hoffe, will (dies) ...; dies wird von mir wahrgenommen' usw. Die Achtsamkeit auf das innere Erleben verläuft demnach in zwei Richtungen. Sie kann entweder auf das vorstellende, fühlende und wollende Subjekt, oder auf die Inhalte und Vorgänge gespannt sein, die in Beziehung auf dieses Ich erfaßt sind. Im ersten Fall pflegen wir von Selbstbewußtsein zu sprechen; den zweiten wollen wir als Selbstwahrnehmung bezeichnen. Beide sind nur gegenständlich verschiedene Arten der nach innen gerichteten isolierenden Aufmerksamkeit, kurz der Selbstaufmerksamkeit. Beide fordern, wie alle Aufmerksamkeit, ein entwickeltes, d. i. ein von individuell erworbenen Gedächtnishilfen unterstütztes Bewußtsein, das von dem primitiven Bewußtsein der eben beginnenden Sinneswahrnehmung streng zu scheiden ist, da diesem noch alle individuell erworbenen Gedächtnishilfen fehlen. Beide sind überdies, da sie eine Um-Spannung des Aufmerkens von den Gegenständen der Außenwelt voraussetzen, die selbst den uns nächststehenden Tieren anscheinend nur als Selbstwahrnehmung von Emotionen möglich wird, dem menschlichen Seelenleben eigentümlich, und werden auch von uns im Lauf der individuellen Entwicklung erst allmählich erworben.

Eine alte Einteilung gliedert die menschlichen Bewußtseins-Inhalte und -Vorgänge in animalische (ψυχὴ αἰσθητική), die uns mit den Tieren gemeinsam seien, und spezifisch menschliche oder geistige, das oben schon erwähnte Denken und Wollen, die unsere Gottähnlichkeit verbürgen sollen (ψυχὴ νοητική). Jene sei ein Ausdruck unseres leidentlichen Wesens, unserer Rezeptivität; diese bezeuge unsere Selbsttätigkeit oder Spontaneïtät. Aber diese Annahmen hängen ursprünglich an der scheinbar selbstverständlichen Überzeugung von der spezifischen Natur des menschlichen Geisteslebens und in ihren späteren, entwickelteren Formen an der unzulänglichen metaphysischen Voraussetzung einer für sich bestehenden seelischen Substanz. Es gibt, müssen wir dagegen sagen, seelisch so wenig wie physisch bloße Passivität und reine Aktivität. Alle seelischen Vorgänge sind letzten Grundes Re-Aktionen. Jeder enthält ein passives sowohl wie ein aktives Moment. Die intellektuelle Reaktivität bekundet sich nicht nur im Denken, sondern in allen Formen des Vorstellens bis hinunter zur Sinneswahrnehmung, die emotionelle in jedem Fühlen und Streben, nicht lediglich im eigentlichen Wollen.

Die intellektuellen und die emotionellen Bewußtseinsinhalte fordern speziellere Gliederungen. Unter jenen scheint mir, wie schon früher, besonders zweckmäßig, die aus unseren Wahrnehmungen abgeleiteten Erinnerungen, Einbildungs- und abstrakten Vorstellungsinhalte (auch in ihren gedanklichen Formulierungen) als Repräsente von den Wahrnehmungen als Präsenten zu scheiden, und demgemäß die Erinnerungen als unmittelbare, die Einbildungen und die abstrakten Vorstellungen als mittelbare Repräsente zu bezeichnen. Die Repräsente aller Arten sind demnach zugleich Präsente möglicher Selbstwahrnehmung.

Die Zweiteilung der Bewußtseinsinhalte in präsente und aus

diesen abgeleitete, also repräsente, darf von vornherein nicht mißverstanden werden. Ihr erstes Glied setzt den unbeschränkten Zufluß neuer Präsente voraus, auch solcher, die aus inneren Bedingungen des seelischen Lebens entstehen. Bis in das späte Alter hinein erleben wir fremdartige Emotionen; und so lange wir geistig frisch sind, vermag das Denken ungeahnte Beziehungen weit auseinanderliegender Gegenstände zu gewinnen.

Indem wir diese neuen Bewußtseinsinhalte in der Selbstwahrnehmung erfassen, werden sie, wie alle anderen beachteten Inhalte des Bewußtseins, Gegenstände unserer Aufmerksamkeit, d. i. nach verbreitetem Sprachgebrauch Glieder unseres „Oberbewußtseins“ oder, in anderer Wendung des Raumbildes, Bestandteile des „Vordergrundes“ unseres Bewußtseins, während alle übrigen Bewußtseinsinhalte dem „Unterbewußtsein“ oder dem „Hintergrunde“ des Bewußtseins zufallen, als solche aber nicht unter die Schwelle des Bewußtseins hinabsinken, sondern, nur zeitweilig unbeachtet, dem Bewußtsein zugehörig bleiben.

Schon im Vorstehenden wurden die sinnlichen Wahrnehmungen den intellektuellen Bewußtseins-Inhalten und -Vorgängen zugerechnet. Sie gehören zu ihnen, ebenso wie die Selbstwahrnehmungen, schon als Fundamente der Repräsente und aller Gebilde, zu denen wir die Repräsente gedanklich verarbeiten, aber auch deshalb, weil ihnen der gegenständliche Charakter der intellektuellen Inhalte vorbildlich zukommt. Wir gebrauchen das Wort „Vorstellung“ also in dem weiteren Sinn, der die Sinneswahrnehmungen einschließt.

Dagegen ist es angezeigt, den Ausdruck „Empfindung“, der seit Chr. Wolff vielfach als gleichbedeutend mit Sinneswahrnehmung genommen wird, enger zu fassen. Wir sagen dementsprechend: die Sinneswahrnehmungen des entwickelten Bewußtseins, vorab für uns die optischen und taktilen, sind raumzeitlich geordnete Inbegriffe oder Mannigfaltigkeiten von Empfindungen. Sie umfassen die Wahrnehmungsinhalte der körperlichen Objekte, ihrer Eigenschaften und Zustände, die sinnlich erkennbaren Vorgänge, die sich in und zwischen den Körpern abspielen, sowie die Beziehungen, vorweg die räumlichen und zeitlichen, in denen diese Objekte und Vorgänge gegeben sind. Die einfachen, nicht weiter zerlegbaren oder elementaren Glieder dieser Inbegriffe sind die (Sinnes-)Empfindungen. Ihre inhaltlichen Unterschiede innerhalb eines und desselben Sinnes bezeichnen wir mit dem schon von Johannes Müller gelegentlich benutzten, von Helmholtz durchgeführten Sprachgebrauch als qualitative, von Sinn zu Sinn als modale, ohne auch mit diesen Unterschieden etwas anderes als repräsentative Typen angeben zu wollen. Empfindungen sind demnach die Farbenqualitäten anscheinend durchweg, die Partialtöne der Klänge, die durch Reizung eines Temperatur- oder Druckpunktes ausgelösten Sensationen usw. Die in der Sinneswahrnehmung gegebenen Beziehungen, durch die diese Elemente zu einheitlichen relativen Ganzen verknüpft auftreten, sind außer den unmittelbar erfaßbaren raumzeitlichen des Zugleichseins und der Aufeinanderfolge die durch gleichförmige Wiederholung von Wahrnehmungen ausgelösten der Inhärenz und der regelmäßigen Zeitfolge. Isolierte, beziehungslose Empfindungen sind demnach niemals Gegenstände möglicher Wahrnehmung, sondern nur unreinlich faßbare Kunstprodukte der analysierenden Aufmerksamkeit, die von der verallgemeinernden Abstraktion wohl zu unterscheiden ist [**33**]. Noch weniger gibt es im entwickelten Bewußtsein, wie schon E. Hering für die Farbenempfindungen erfolgreich festgestellt hat (die Zitate in [**33**]) und hier noch spezieller zu zeigen sein wird, reine, d. i. von Gedächtniswirkungen unabhängige Empfindungen. Die Empfindungen entstehen somit nicht etwa vor den Beziehungen, in denen sie gegeben sind; sie bilden auch kein Wahrnehmungsmaterial, das irgendwie als unverbunden für sich bestehend angenommen werden dürfte. Sie entspringen und bestehen lediglich als Glieder von Wahrnehmungs-Inbegriffen der Sinne. Der Ursprung dieser Inbegriffe ist für die psychologische Analyse ein empirisch assoziativer. Aber er ist dies in mehrfacher Hinsicht nicht im Sinne der überlieferten Assoziationspsychologie. Ein erstes dafür entscheidendes Moment kann schon hier verdeutlicht werden. Die Assoziationspsychologie läßt den Zusammenhang, auf dem sie auferbaut wird, lediglich durch die von uns individuell erworbene Gewöhnung bedingt sein. Aber alle individuelle Gewöhnung kann nur bereits erworbene Assoziationen festigen, und damit die Bedingungen schaffen, sie zu klären, zu bereichern, zu erweitern oder sonstwie gedanklich umzuarbeiten. Sie vermag nicht, Assoziationen ursprünglich zu erzeugen. Die qualitativ wie die modal verschiedenen Empfindungen, die auf Grund des unaufhörlichen Reizwechsels vom ersten Augenblick selbständigen Lebens an in uns ausgelöst werden, müssen ihre ursprünglichen Zusammenhänge auf andere Weise gewinnen. Sie müssen von vornherein schon dadurch miteinander verknüpft sein, daß sie gleichzeitig oder kurzzeitig aufeinander folgend in der einheitlichen Wirklichkeit unseres seelischen Lebensgefüges, wenn auch nur lose und mangelhaft aggregiert, zusammen gegeben sind.

Wer eine solche für uns primäre Assoziation durch Verflechtung, wie wir sie nennen wollen, als Voraussetzung aller von uns individuell erworbenen Assoziationen anerkennt und von der durchgängigen funktionellen Beziehung zwischen seelischen und physischen Lebensvorgängen überzeugt ist, kann allem Anschein nach nur einen Weg zur psychophysiologischen Erklärung jener Tatsache gangbar finden. Der physiologische Versuch Goldscheiders [**41**, 145f.], gleichzeitige oder kurzzeitig sukzessive Erregungsausstrahlungen für sie verantwortlich zu machen, scheitert für modal verschiedene Sinneszentren an der Voraussetzung, daß nur den eine Assoziation vermittelnden Neuronen eine „erhöhte Entladungsbereitschaft" zukomme. Auch wenn alle Hilfshypothesen zugegeben werden, mit denen zurzeit jeder Erklärungsversuch der kortikalen Erregungen operieren muß, bleibt doch anzuerkennen, daß sich in den zentralen Neuronen in jedem Augenblick zahlreiche Dissimilationsvorgänge abspielen, von denen nicht wenige stärker sein können, als diejenigen, die eine Assoziation herbeiführen sollen. Wir müssen vielmehr wohl annehmen, daß die einzelnen gleichzeitigen oder kurzzeitig aufeinander folgenden Erregungen eines und desselben sowie modal verschiedener Sinneszentren von vornherein auf präformierten zentralen Bahnen ineinander überfließen können, also eine primäre Verflechtung der ausgelösten Empfindungen zu einem einheitlichen Ganzen herstellen lassen. Wir kommen somit zu der Hypothese einer sensorischen Präformation durch entwicklungsgeschichtliche Bedingungen. Daß diese Hypothese zurzeit ausreichend begründet und verifiziert werden könne, soll damit selbstverständlich nicht behauptet sein. Schon der nächstliegende Einwand, daß die primäre Verflechtungsassoziation doch einmal, etwa zu Beginn der Entwicklung der sensorischen Großhirnzentren in der Wirbeltierreihe, habe entstehen müssen, und nur durch individuelle Gewöhnung habe entstehen können, also das, was sie bestreite, nur zurückschiebe, läßt sich gegenwärtig nicht sicher abweisen. Wir wissen über den Ursprung der sensorischen Großhirnzentren und ihrer funktionellen Beziehungen zueinander noch nichts, und keine der biologischen Entwicklungshypothesen, die für jetzt miteinander streiten, gibt ein entscheidendes Für oder Wider. Auch in manchen der Bedenken, die vor einiger Zeit schon v. Kries [**68**] und neuerdings, von anderen Gesichtspunkten aus, Erich Becher [**6**] gegen die physiologischen Korrelationen zu den seelischen Assoziationen ins Feld geführt hat, stecken vorläufig noch unlösbare Schwierigkeiten. Und ganz ist im Rahmen dieser Vorbemerkungen von allen den rationalistischen Standpunkten abzusehen, die in der Assoziationslehre überhaupt ein unzureichendes Erklärungsmittel für die Verwicklungen des seelischen Lebens erblicken. Doch gleichviel welche definitive Erklärung die Annahme einer primären Verflechtungsassoziation finden wird: die Forderung präformierter Verflechtungen wird dadurch nicht berührt. Und sicher ist, daß die Hypothese Kants, die mehr oder weniger deutlich erkennbare Grundlage aller Formen des modernen psychologischen Rationalismus, derzufolge der Seele ein Vermögen spontaner Synthesis zukomme, das ein an sich ungeordnetes Empfindungsmaterial der lediglich rezeptiven Sinnlichkeit ordne, auch hier nichts erklärt. Sie bereitet, wie alle vermögenspsychologischen Hypothesen, lediglich jeder möglichen Erklärung ein vorzeitiges Ende.

Auf der Grundlage dieser primären Verflechtungsassoziation entsteht, so nehmen wir weiter an, die sekundäre Assoziation durch Verflechtung nach Maßgabe individuell erworbener Gewöhnung, d. i. die Assoziation der gleichzeitig oder kurzzeitig sukzessiv wiederholt gegebenen Bewußtseinsinhalte, die von Hume sogenannte Assoziation durch Kontiguität. Ihre Funktion ist es demnach, die primären Assoziationen, wenn sie wiederholt auftreten, gedächtnismäßig zu festigen, nach Maßgabe der Erfahrung zu klären, zu bereichern, zu ordnen und weiterhin bei fortschreitender Mitwirkung des Denkens unter Leitung der Aufmerksamkeit umzubilden, d. i. neue Verflechtungen an die Stelle der ursprünglich gegebenen zu setzen, selbst weit Auseinanderliegendes zu vereinigen, und so unser Vorstellen aus der praktischen Weltanschauung heraus und zu einer theoretischen Weltauffassung hinzuführen. In zunehmendem Maße kann dabei eine einmalig bei konzentrierter Aufmerksamkeit oder starker Beteiligung von Emotionen ausgelöste Verflechtung die Funktion der Gewöhnung ersetzen oder gar aufheben. Von den primitiven Formen der sekundären Verflechtungs-Assoziation hat sogar der Rationalismus nicht Abstand nehmen können. In einer Wendung, die sich leicht auch auf die primäre Assoziation durch Verflechtung übertragen läßt, urteilt Kant mit Recht: „Es ist ein bloß empirisches Gesetz, nach welchem Vorstellungen, die sich oft gefolgt oder begleitet haben, sich miteinander endlich vergesellschaften .... Würde der Zinnober bald rot, bald schwarz, bald leicht, bald schwer sein, ein Mensch bald in diese, bald in jene tierische Gestalt verändert werden, am längsten Tage bald das Land mit Früchten, bald mit Eis und Schnee bedeckt sein ..., ohne daß hierin eine gewisse Regel, der die Erscheinungen schon von selbst unterworfen sind, herrschte, so könnte keine empirische Synthesis der Reproduktion stattfinden." Ebenso zutreffend, wenn auch in ungenauer Anwendung, seines Begriffs vom Gesetz, fährt er fort: „Dieses Gesetz der Reproduktion setzt voraus, daß die Erscheinungen selbst wirklich einer solchen Regel unterworfen seien und daß in dem Mannigfaltigen ihrer Vorstellungen eine gewissen Regeln gemäße Begleitung oder Folge stattfinde; denn ohne das würde unsere empirische Einbildungskraft niemals etwas ihrem Vermögen Gemäßes zu tun bekommen, also wie ein totes und uns selbst unbekanntes Vermögen im Innern des Gemüts verborgen bleiben" [64, 100]. Es bleibt, wie schon anzudeuten war, nur aussichtslos, die objektive Bedingung für die Möglichkeit der Assoziationen in einem transszendentalen „Grund a priori einer notwendigen synthetischen Einheit der Erscheinungen", und den Vorgang der Verflechtung in einem spontanen Akt zu suchen.

Eine für unsern Zweck bedeutsame Unterart der assoziativen Wahrnehmungsverflechtung bieten die Fälle, in denen qualitativ oder modal verschiedene Empfindungen im Wahrnehmungsbewußtsein so ineinander verfließen, daß sie nur unter besonderen Bedingungen der Aufmerksamkeitsspannung, oder gar nur experimentell voneinander geschieden werden können. Im allgemeinen heben sich nicht nur die modal, sondern auch die qualitativ verschiedenen Empfindungen so weit gegeneinander ab, daß sie ohne weiteres voneinander unterscheidbare Glieder der Wahrnehmungsinbegriffe bilden. So die Farben, Drucke, Temperaturen usw., die in dem Inbegriff eines körperlichen Objekts vereinigt sind. So auch bei mittlerer Intensität die Farbenempfindungen gegeneinander, sei es, daß sie nach Helmholtz' treffender Bemerkung [**45**, 607; **62**] nicht als Zeichen für die Beschaffenheit von Objekten, sondern als bloße Qualitäten (Flächenfarben, raumhafte Farben) betrachtet, sei es, daß sie, wie zumeist, als Eigenschaften von Körpern gefaßt werden. Daneben aber finden sich die eben erwähnten Wahrnehmungen, in denen die konstituierenden Empfindungen nicht ohne weiteres voneinander geschieden werden können. Auf Beispiele dieser Art, deren Empfindungen verschiedenen Sinnesgebieten angehören, hat insbesondere Henle in einer feinsinnigen Darstellung aufmerksam gemacht [**51**]. Ähnliche Beispiele hat auch Helmholtz wiederholt benutzt, um die Besonderheit der Klänge, der Wahrnehmungsinbegriffe von Grundton und harmonischen Obertönen, früheren Mißverständnissen gegenüber zu verdeutlichen. Eine weitere Reihe von Beispielen bieten die Lautworte unseres Redens, in denen die motorischen Sensationen des Eigensprechens mit den akustischen zusammenfließen [**17**]. Schon Helmholtz gebraucht für diese besonderen Fälle assoziativer Verflechtung gelegentlich den seit Herbart vieldeutig gewordenen Ausdruck „Verschmelzung" [**47**, 110]. Wir wollen diese Art der Verflechtung als assoziative Verschmelzung bezeichnen und im Sinne behalten, daß es sich bei ihr, sofern sie auf Sinneswahrnehmungen bezogen ist, lediglich um ein Ineinanderfließen gleichzeitiger oder kurzzeitig sukzessiver Empfindungsinhalte handelt. Inwieweit das dioptische Einfachsehen und das diotische Einfachhören hierhergehören, bleibe dahingestellt; falls hier überhaupt eine Verschmelzung der Empfindungen beider Augen und beider Ohren vorliegt, kommt nicht nur die sekundäre, sondern auch die primäre Verflechtungs-Assoziation in Betracht. Die Annahme einer präformierten Assoziation gewinnt demnach durch alle Arten der assoziativen Verschmelzung von modal verschiedenen Empfindungen eine weitere Stütze, da sie gleichfalls voraussetzen lassen, daß ein Überfließen von Erregungen eines Sinneszentrums auf ein anderes vorweg bestimmt ist.

In gleicher Weise wie die sachlichen Bewußtseinsinbegriffe und ihre Glieder untereinander sind diese mit den sie bezeichnenden Laut- und weiterhin den Schriftworten verflochten. Das hatte bereits Berkeley richtig gesehen [**9**]. Es war deshalb eine seltsame Verirrung Humes, die Assoziationen sprachlicher Formulierung als eine Art der von ihm angenommenen kausalen zu deuten [**60**, 393]. Nicht weniger unzutreffend ist allerdings die Form, durch die Kant diese sprachliche Verflechtung in die sachliche einbezog, indem er den oben zitierten Beispielen die Bemerkung anreiht: „oder würde ein gewisses Wortbild bald diesen, bald jenen Dingen beigelegt, oder auch eben dasselbe Ding bald so, bald anders benannt". Denn es ist unmittelbar deutlich, daß die Assoziationen zwischen den Lautworten und ihren Bedeutungsinhalten nicht Naturprodukte jeder möglichen Erfahrung, sondern Kulturprodukte des uns eigen gewordenen formulierten Denkens sind.

Die sekundäre Assoziation durch Verflechtung ist jedoch nicht die einzige Art gewohnheitsmäßig erworbener Verknüpfung, die für unsere Vorstellungsverläufe, speziell den Wahrnehmungsverlauf in Betracht kommt. Indem wir Gegenstände der Wahrnehmung gedanklich zu Arten und Gattungen zusammenfassen, werden sie nach ihrer größeren oder geringeren Ähnlichkeit geordnet. Auch diese Ordnung vollzieht sich längst vor dem Beginn der theoretischen Gedankenarbeit. Sie drängt sich schon der praktischen Weltanschauung nach nächstliegenden Bestimmungsweisen auf. Erst im Verlauf der fortschreitenden Erkenntnis werden die praktischen Ähnlichkeitsreihen zu theoretischen umgebildet: hinauf bis zu den Reihen wissenschaftlich geklärter verwickeltster abstrakter Inbegriffe, der Zahlengruppen, der geometrischen Gebilde, der Funktionen, der mechanischen und elektrodynamischen Vorgänge, der Gesteine, der Organismen, der Religionen, der Rechtsnormen, der Staatsformen usw.; hinab bis zu den Empfindungsreihen. Alle diese Ordnungen sind gleichfalls assoziative, und zwar durchweg individuell erworbene. Der Beweisgrund für diese assoziativen Zusammenhänge ist durch die Tatsache gegeben, daß sie ebenso wie die Verflechtungsordnungen, wenn ein Glied eines Inbegriffs irgendwie erregt ist, es andere Glieder desselben reproduzieren kann.

Das vielumstrittene Verhältnis der Ähnlichkeits- zur sekundären Verflechtungs-Assoziation kann erst in späterem Zusammenhang genauer bestimmt werden. Vorerst sei hervorgehoben, daß die Ähnlichkeitsassoziation die Assoziationen durch Verflechtung voraussetzt. Sie umfaßt assoziative Ähnlichkeitsbeziehungen assoziativ verflochtener Inbegriffe mit dem Grenzfall der Empfindungen, auf dessen Eigenart ich in logischer Erörterung eingegangen bin [**29**]. Sie ist demnach genetisch tertiärer Natur gegenüber den sekundären und primären Verflechtungsassoziationen. Wie oft anerkannt und geleugnet, schließt sie als besonderen Fall die Assoziation durch Kontrast ein. Denn diese wird nur möglich, wo eine Ähnlichkeitsreihe am weitesten voneinander entfernt stehende Glieder enthält, die eben deshalb, aber aus sehr verschiedenartigen Gründen, einen engeren Zusammenhang gewinnen können. Für sie fehlt in den sekundären Verflechtungsassoziationen das Seitenstück. Dagegen können, wie aus dem oben Gesagten folgt, auch Glieder von Ähnlichkeitsreihen, z. B. qualitativ benachbarte Empfindungen, miteinander assoziativ verschmelzen. Ebenso sind auch von der Ähnlichkeitsassoziation sprachliche Unterarten vorhanden. So in den lautmalerischen, onomatopoetischen Worten, in den Schriftmalereien der sogenannten Begriffsschriften, und durchgängig in den Bildern und Gleichnissen, die dem sprachlichen Ausdruck Leben verleihen. Gerade auf sprachlichem Gebiet ist die Reproduktion durch Ähnlichkeit kaum seltener als die Reproduktion auf Grund assoziativer Verflechtung.

Selbstverständlich ist das Feld assoziativer Zusammenhänge nicht auf die intellektuellen Bewußtseinsinhalte beschränkt. Es erstreckt sich auch über den ganzen Bereich der Emotionen. Die Emotionen haben für den konkreten Verlauf der assoziativen Reproduktion sogar meist besondere, richtunggebende Kraft. Endlich ist zu beachten, daß auch die individuell erworbenen emotionellen Verflechtungsassoziationen primäre, also präformierte assoziative Beziehungen ihrer grundlegenden Arten untereinander sowie zwischen diesen und ihren so mannigfaltigen wie weitgreifenden motorischen Reaktionen voraussetzen.

Damit mögen die einleitenden Bemerkungen abgeschlosssen sein.

Kapitel II

Das repräsental unergänzte wahrnehmende Erkennen im entwickelten Bewußtsein als Grenzfall

Die Bedeutungen der Worte „Assoziation" und „Reproduktion" laufen auch jetzt noch in verbreitetem Sprachgebrauch vielfach ineinander. Werden sie im Rahmen dieser Überlieferung voneinander geschieden, so bedeutet „Assoziation" hergebrachterweise bestimmte Arten individuell erworbener Verknüpfungen von Bewußtseinsinhalten, sowie die Vorgänge, die zu solcher Verknüpfung führen, „Reproduktion" dagegen die Vorgänge, durch die früher gegebene Bewußtseinsinhalte, die mit gegenwärtig gegebenen in assoziativem Zusammenhang stehen, diesem Zusammenhang entsprechend aufs neue über die Schwelle des Bewußtseins gehoben werden. Von diesen überlieferten Bedeutungen sei der Ausgang genommen. In welchem Sinne sie beide noch anderer Erweiterungen bedürfen, als durch die oben angenommene primäre Assoziation, wird sich aus dem Nachstehenden ergeben.

Die Tatsachen der Reproduktion sind schon dem vorpsychologischen Erkennen geläufig gewesen. Zu prinzipieller Bedeutung sind sie, in der Namengebung mit der Assoziation vermischt, jedoch erst durch die empirische Psychologie des 18. Jahrhunderts gelangt, vor allem durch die Suggestionstheorie Berkeleys und Th. Browns, sowie durch die Assoziationspsychologie von Hartley, Hume, James Mill u. A. [**76**]. Auch die rationale Psychologie konnte sie, wie Kants oben schon erwähnte Hypothese der reproduktiven Synthesis zeigt [**64**, 120 f.], seitdem nicht mehr so nebenhin behandeln, wie dies noch Spinoza und Leibniz im Sinne einer alten, auf Aristoteles zurückgehenden Überlieferung getan hatten. Von anderen Gesichtspunkten aus spielt die Analyse der Reproduktion in Herbarts empirischer Begründung und mathematischer Formulierung der Vorstellungsvorgänge eine führende Rolle. In der modernen Entwicklung der Psychologie seit Lotze, Helmholtz und Fechner beherschen, allerdings weit auseinandergehende Annahmen über den Bestand und die Funktionen der Reproduktion vor allem die Erinnerungs- und Gedächtnisforschung.

Den Ausgangspunkt unserer Analyse mögen bekannte Tatsachen der Gewöhnung und Übung, speziell der normativ bestimmten Übung, d. i. der Schulung und Züchtung, darbieten.

Jedermann weiß, daß wiederholt von uns ausgeführte Bewegungen immer leichter, schneller und sicherer von statten gehen, daß ferner ursprünglich willkürlich, selbst mühsam eingelernte verwickelte Bewegungen auf eben diesem Wege allmählich unwillkürlich werden. Handelt es sich um Bewegungen der letztgenannten Art, so fallen im Lauf der Gewöhnung auch die motosensorischen und optischen Vorstellungsverläufe sowie die emotionalen Antriebe des Bewußtseins aus, durch die wir die aufeinander folgenden Phasen der Bewegung anfänglich leiten mußten. Die Bewegung wird, wie man zu sagen pflegt, mechanisch oder automatisch. Nächstliegende Beispiele bieten die Arm- und Fingerbewegungen beim Schreiben, beim Spielen musikalischer Instrumente, sowie die Handgriffe bei der Bedienung verwickelter maschineller Vorrichtungen. Besonders charakteristisch sind solche, bei denen die Hände ungewohnte unsymmetrische Bewegungen gleichzeitig ausführen müssen. Eben hierher gehört auch das Erlernen der Sprachen. Es ist ein weiter Weg anfangs mühseliger Gewöhnung, der von den lallenden und den ersten nachahmenden artikulierten Lautäußerungen des Kindes bis zur vollen Herrschaft über die Muttersprache führt. An ihm wird besonders deutlich, daß die Bewußtseinsetappen, die als Erinnerungen an das nachzuahmende Lautwort, sowie etwa an die motorischen Sensationen des noch mangelhaft gesprochenen Wortes ursprünglich das Sprechen leiteten, allmählich verloren gehen. Nur beim Suchen nach momentan vergessenen oder ungeläufigen muttersprachlichen Worten, sowie in den Anfängen des Lernens fremder Sprachen werden sie wieder bemerkbar.

Über die Ansätze zu einer Erklärung dieser Tatsachen ist kein Streit. Alle die genannten Bewegungen erfordern entsprechende, zumeist verwickelte Innervationen unserer Muskulatur, die anfänglich von den motorischen Zentren des Großhirns ihren Ausgang nehmen, den Mittelgliedern also in der Reihe von Bewegungen, die ursprünglich durch zentripetal ausgelöste intellektuelle und emotionelle Erregungen in den Wahrnehmungszentren bedingt sind, demnach von den Sinnesreizen anheben. Sollten die Tatsachen dieser Gewöhnung und Übung verständlich werden, so konnte man von vornherein nicht umhin anzunehmen, daß jede dieser zentralen Innervationen Spuren oder Residuen ihrer Wirklichkeit zurücklasse, die sich miteinander summieren und so die Bewegungen leichter, schneller, sicherer und mechanischer ausführen lassen. Den Ort dieser Residuen, die das individuell erworbene „motorische Gedächtnis" bilden, dürfen wir nicht in der Muskulatur suchen, deren Substanzzunahme und größere Wirkungsfähigkeit bei solchen Wiederholungen ja nicht ursprüngliche Ursache, sondern Wirkung der Gewöhnung ist, also erst nachträglich die Gewöhnung mitbedingt. Sie sind auch schwerlich in den zentrifugalen Bahnen zu finden, da diese allem Anschein nach nur als indifferente Leitungen fungieren. Es bleibt somit als die hier nächstliegende und, wie wir sehen werden, auch noch aus anderen Gründen wahrscheinlichste Annahme, daß die motorischen Zentren des Großhirns den Ort dieser Spuren bilden.

Über den physiologischen Bestand dieser Nachwirkungen bestimmte Angaben machen zu wollen, bleibt verfrüht. Man hat sie „funktionelle" genannt. Aber soll diese Bezeichnung einen angebbaren Sinn besitzen, so kann doch nur gemeint sein, daß sie in Änderungen des molekularen Aufbaus und des Wachstums in den zentralen Neuronen bestehen, die sich als dauernde Nachwirkung, kurz als Residuen der wiederholten Erregungen einstellen, natürlich auch durch wenige oder gar nur eine besonders eindringliche Erregung herbeigeführt werden können. Nur wird man sich im Hinblick auf den Verlauf der Lebenserscheinungen überhaupt davor hüten müssen, sie in irgendeiner ihrer Formen als festgewordene Zustände anzusehen. Sie sind letzten Endes stets Vorgänge. Auch psychologisch läßt sich, vorausgesetzt, daß wir überhaupt ein seelisches Korrelat der physiologischen Nachwirkungen annehmen dürfen, über diese Residuen vor der Hand nur wenig sagen. Zweifellos ist fürs erste, daß sie in ihrem Gedächtnisbestande nicht Tatsachen des Bewußtseins, sondern unbewußte Bedingungen des Bewußtseins sind, wenn wir dabei bleiben, das Wort „Bewußtsein" in dem oben (S. 3) bestimmten Sinne zu nehmen. Denn die aller ernsthaften Analyse des Bewußtseinsbestandes widersprechende, wohl von Leibniz zuerst deduzierte Annahme, daß sie als unendlich schwache Bewußtseinsinhalte beharren, dürfen wir, obgleich sie noch nicht durchweg aufgegeben ist, als erledigt ansehen. Ebenso ist sicher, daß die Residuen der einzelnen Glieder der assoziativen Zusammenhänge nicht gegeneinander isoliert bestehen, sondern entsprechend dem ursprünglichen Wahrnehmungsbestande auch im Gedächtnis assoziativ verflochten bleiben. Andernfalls blieben alle Tatsachen der assoziativen motorischen Reproduktion unerklärlich.

Die Gewöhnung und Übung ist jedoch nicht auf die motorischen Reaktionen beschränkt. Sie beherrscht ebenso das Reich der Sinneswahrnehmungen selbst, die letzten Grundes jene Reaktionen auslösen. Leichter, schneller, deutlicher, sicherer und unmittelbarer erkennen wir die Gegenstände, die uns durch wiederholtes Wahrnehmen vertraut geworden sind. Dem geometrisch Geschulten zeigt sich das Liniengewirr einer verwickelten Konstruktion ohne weiteres als ein wohlgeordneter Inbegriff. Auf den ersten Blick vermag der geschulte Mikroskopiker die verschiedenen Bestandteile eines ihm bekannten, reich differenzierten Gewebes zu erkennen, der Philologe den Wortbestand einer nicht zu arg verstümmelten oder verwaschenen Handschrift zu entziffern, der Techniker die Einzelheiten einer verwickelten Maschine in ihrem funktionellen Zusammenhang zu durchschauen, während der Unkundige vor dem allen wie vor Rätseln steht. Ähnlich so erfaßt der musikalisch Geschulte den reichen Zusammenhang einer Orchestermusik, der Maler mit durchgebildetem Farbensinn eine Fülle von Nuancierungen, die der nicht Geschulte auch dann kaum wahrnimmt, wenn er auf sie aufmerksam gemacht wird. Die Gewohnheitswirkungen zeigen sich demnach nicht weniger in den Empfindungselementen der Wahrnehmungsinbegriffe selbst, als in den Beziehungen aller Art, die jene Elemente zu eben diesen Ganzen verflechten.

Auch hier drängt der Versuch, die Tatsachen zu erklären, zu der Hypothese, daß die wiederholten Wahrnehmungserregungen Spuren ihres Daseins hinterlassen, die den nachfolgenden gleichartigen Reizen den Weg weisen, d. i. zu der Annahme eines sensorischen Gedächtnisses. Die physiologische Betrachtung wird diese Spuren oder Residuen gleichfalls nur in den nervösen Zentralorganen suchen dürfen. Ob in den Sinneszentren selbst, an den Orten also, zu denen die fundierenden Wahrnehmungsreize zuerst gelangen, oder in daraufhin mitwirkenden anderen kortikalen Organen, bleibe in Rücksicht auf bekannte psychopathologische Deutungen dahingestellt. Jedenfalls bleibt in beiden Fällen auch hier das Nächstliegende, an — stets prozessual verbleibende — Umlagerungen und Wachstums-Erscheinungen im molekularen Aufbau der Neuronen zu denken, die jene Zentren und etwa sonst in Frage kommende kortikale Organe bilden. Dabei sollen die Schwierigkeiten nicht verkannt bleiben, die allen physiologischen Gedächtnishypothesen [**68**; **6**] zurzeit noch entgegenstehen. Aber es sei noch einmal erwähnt, daß auch die wohlerwogenen Bedenken, die neuerdings E. Becher gegen die überlieferten Annahmen erhoben hat [**6**], soweit ich sehe, nur auf zurzeit noch bestehende Dunkelheiten hinweisen, nicht entscheidende Gegengründe enthalten. Psychologisch andrerseits ist über die sensorischen Gedächtnisresiduen wiederum vorerst nicht mehr zu sagen, als daß sie gleichfalls unbewußte Bedingungen des Bewußtseins ausmachen, die jedenfalls, wie schon der verwickelte Bestand der Sinneswahrnehmungen und erst recht ihr zusammenhängender Ablauf zeigt, in assoziativem Zusammenhang beharren.

Wir werden später Gründe finden, das sensorisch fundierte Gedächtnis über das gesamte Gebiet der intellektuellen Bewußtseinsinhalte auszudehnen. Daraufhin dürfen wir schon hier dem sensorischen ein intellektuelles Gedächtnis substituieren und dem motorischen zur Seite setzen, vorausgesetzt wiederum, daß alle diese Residuen nicht lediglich physiologischer Natur sind. Wir dürfen dies schon jetzt um so unbedenklicher annehmen, als der hier unbenutzt gebliebene nächstliegende Ausgangspunkt für die Ableitung des Gedächtnisses aus den Bewußtseinstatsachen des Erinnerns die Belege für das intellektuelle Gedächtnis in Fülle an die Hand gibt.

Aus ähnlichen Gewohnheitswirkungen, wie den bisher benutzten, kommen wir ferner zu der Annahme eines emotionellen Gedächtnisses. Auch wiederholte Stimmungs-, Affekt- und Willenserregungen stellen sich leichter, schneller und sicherer ein. Zudem ist die Annahme eines individuell erworbenen „Willensgedächtnisses“, in dem die Gesamtheit der Emotionen nach ihren Gewöhnungswirkungen *a potiori* zusammengefaßt werden kann, auf ethischem und pädagogischem Gebiet seit alters anerkannt.

Weiterer Konsequenzen für Gedächtniswirkungen bedürfen wir für das Nächstfolgende nicht. Die verwickelten Daten verschiedener Gedächtnistypen haben wir später zu berühren. Ebenso können wir hier darauf verzichten, über die Erweiterungen der Gedächtnishypothese zu handeln, die in allgemeinen biologischen Zusammenhängen bedeutungsvoll geworden sind. So auf die Gedächtnisdeutungen der Vererbungstatsachen, bis hin zu dem dunklen Gebiet der Vererbung erworbener Eigenschaften. Wir hatten dieses „Gattungsgedächtnis“ nur bei der Hypothese präformierter Assoziationsbedingungen zu streifen. Noch weitere Ausblicke hat nach den feinsinnigen Betrachtungen von E. Hering [57] die Diskussion über das Gedächtnis als allgemeine Funktion der organischen Materie eröffnet. Und ist man einmal so weit, dann kostet es wenigstens dem Gegner jeder Art des Vitalismus und der spezifischen Trennung zwischen anorganischen Körpern und Organismen nur einen Schritt, die Analogie der organischen Gedächtniswirkungen auch auf die Wirkungen wiederholten Geschehens auf anorganischem Gebiet zu übertragen. Man sollte bei allen solchen Erweiterungen nur nicht vergessen, daß die Ergebnisse der Analogieschlüsse um so unsicherer werden, je mehr von ihren Prämissen selbst schon Resultate von Analogieschlüssen sind. Man läuft auf solchem Wege Gefahr, das Unbekannte durch Unbekannteres zu erklären.

Indem wir uns auf die oben herangezogenen Gewohnheitswirkungen beschränken, können wir das aus ihnen resultierende Postulat für jede mögliche Gedächtnishypothese folgendermaßen formulieren. Es fordert, daß alle unsere intellektuellen und emotionellen Bewußtseinsinhalte, sowie alle Arten reagierender Bewegungen, die mit diesen seelischen Vorgängen funktionell zusammenhängen, nach Maßgabe ihrer Häufigkeit und Eindringlichkeit (Stärke, Gefühlswert, Aufmerksamkeit) in uns Residuen ihrer selbst in assoziativem Zusammenhang hinterlassen, welche Dispositionen zu Reproduktionen abgeben.

Das Postulat entspricht anscheinend durchgängig überlieferten

Annahmen, wenn wir als später zu erörternde Erweiterung hinzunehmen, daß solche Residuen gelegentlich auch unbewußt verlaufenden Sinneserregungen entstammen können. Es ist jedoch in mehrfacher Hinsicht anders gefaßt, als die Überlieferung anerkennt.

Es trennt erstens, wie schon zu Beginn dieses Kapitels festzulegen war, prinzipiell die assoziative Verknüpfung von der durch sie bedingten Reproduktion. Zweitens ist es nicht auf das individuell erworbene Gedächtnis beschränkt, da es stillschweigend die oben abgeleitete primäre präformierte Assoziation durch Verflechtung einschließt und für den Zusammenhang der im Gedächtnis unbewußt beharrenden Residuen in Anspruch nimmt. Es ist drittens nicht gesagt, daß alle Reproduktionen lediglich durch präformierte oder bereits erworbene Assoziationen bedingt seien. Viertens ist nicht behauptet, daß die Bedingungen, welche assoziative oder andere dispositionelle Reproduktionen auslösen, ausschließlich gegenwärtig gegebene Bewußtseinsinhalte (*impressions*, *ideas*, *feelings* der englischen Assoziationspsychologie) seien. Auch ist nicht angenommen, daß das, was reproduziert wird, gleichfalls lediglich als Bewußtseinsinhalt zum Vorschein komme. Dazu kommt endlich, daß die in dem Postulat unberücksichtigt gebliebene Funktion der Aufmerksamkeit für die Reproduktion auf Grund der vorher aufgezählten Momente einer erneuten, erweiternden Untersuchung bedarf.

Die Klarstellung dieser in dem Postulat für das Gedächtnis freigelassenen Momente bilden die Aufgabe der psychologischen Betrachtung, die wir als **Reproduktionspsychologie** bezeichnen wollen. Das Fundament ihrer Lösung bildet das eben formulierte dritte Moment, die Behauptung, wie wir sie jetzt formulieren wollen, daß das Verständnis der assoziativen Reproduktion eine andere, bisher nicht ausreichend gewürdigte Art der Reproduktion voraussetzt.

Wir begründen diese Behauptung, indem wir eine reproduktive Mitwirkung von Gedächtnisresiduen, die nicht assoziativen Charakters ist, für den Wahrnehmungsbestand des entwickelten Bewußtseins in den für die Analyse einfachsten Fällen aufweisen.

Vorweg stehe eine terminologische Bemerkung. Im Anschluß an anderwärts von mir Ausgeführtes wolle man weiterhin unter

Erkenntnissen die Vorstellungsinhalte verstehen, deren irgendwie, wenn auch noch so weit, gattungsmäßig bestimmte Gegenstände, gleichviel mit welchem Recht, von uns als wirklich angenommen werden. Das Erkennen ist dementsprechend der Inbegriff der seelischen Vorgänge, durch den wir Gegenstände in engerer oder weiterer gattungsmäßiger Bestimmtheit als wirklich setzen. Wir halten damit an Bestimmungen fest, die Kantischen Gedankengängen entstammen, freilich ohne die psychologischen und und erkenntnistheoretischen Voraussetzungen und Konsequenzen, durch die Kants „transzendentale“ Deutung der Erkenntnis und ihr Verhältnis zum Denken das Gepräge erhält. Die Merkmale der Erkenntnis, die unsere psychologische Untersuchung angehen, werden weiterhin erörtert werden. Die vorliegende Bestimmung gibt demnach eine bloße Nominaldefinition, ein benennendes Urteil, das die Aufgabe hat, den Vorgang des Erkennens von anderen Vorstellungsvorgängen zu unterscheiden, und damit die Erkenntnisinhalte gegen andere Vorstellungsinhalte abzugrenzen.

Die nächstliegende, selbst wieder mehrfach gegliederte Art des Erkennens ist das sinnlich wahrnehmende. Zwei Unterarten dieses Erkennens lassen sich, wie alle vorstehenden Gliederungen im Sinne einer Einteilung nach repräsentativen Typen, schon hier voneinander trennen. Die Regel der Fälle bilden im entwickelten Bewußtsein Wahrnehmungserkenntnisse, in denen der durch die gegenwärtigen Sinnesreize gegebene Wahrnehmungsinhalt durch Gedächtnishilfen ergänzt wird, für welche direkt auslösende gegenwärtige Reize fehlen. Wir wollen sie als ergänzte Wahrnehmungen bezeichnen. Leicht konstatierbare Arten ergänzten Wahrnehmens liegen vor, wo die Gedächtnishilfen in Form von Repräsenten, gleichviel welchen Charakters, gegeben sind. Wir bezeichnen sie als repräsental ergänzte Wahrnehmungen. So erkennen wir eine schwarze würfelförmige Lederhülle an einzelnen optisch wahrnehmbaren Merkmalen als einen Kodak, indem wir uns ihr Inneres in der Erinnerung lebendig machen, eine Stimme als die eines Bekannten, indem eine abstrakte optische Einzelvorstellung von ihm auftaucht. Wir „lesen“ die Karte einer uns fremden Gegend, indem wir diese in der Einbildung mehr oder weniger deutlich erstehen lassen. Wir finden in uns beim Lesen einer vertrauten

Handschrift das optische Bild und vielleicht die Stimme des Briefschreibers. Wir verstehen Gehörtes oder Gelesenes, indem wir dessen Bedeutungsinhalte ergänzen. Wir benennen einen Gegenstand vorliegender Wahrnehmung in stillem oder lautem formulierten Denken. Eine Fülle von emotional betonten Erinnerungen und Einbildungen wird bei unvermutetem Wahrnehmen einer uns bekannten Persönlichkeit in uns wach. Wir erkennen einen eben sinnlich wahrgenommenen Gegenstand wieder, indem wir uns an irgendwelche früher wahrgenommene raumzeitlich verflochtene Bestimmungen erinnern, usw. Nicht ganz selten aber finden wir auch, wie noch genauer zu erörtern ist, wahrnehmende Erkenntnisse vertrauter Gegenstände, in deren Bewußtseinsbestand alle solche Ergänzungen durch Repräsente fehlen, d. i., wie wir sagen wollen, repräsental unergänzte Wahrnehmungen.

Die Unterscheidung dieser beiden Gruppen ist nicht neu. In lehrreicher, wenn auch im einzelnen psychologisch bedenklicher Ausführung liegt sie schon bei Helmholtz vor. Er erklärt: „Wenn wir den Namen der Vorstellung beschränken auf das Erinnerungsbild von Gesichtsobjekten, welches von keinen gegenwärtigen Empfindungen begleitet ist, den der Anschauung auf die von den bezüglichen sinnlichen Empfindungen begleitete Wahrnehmung, den der Perzeption auf eine solche Anschauung, in der nichts erhalten ist, was nicht aus den unmittelbar gegenwärtigen sinnlichen Empfindungen hervorgeht, also eine Anschauung, wie sie auch ohne alle Erinnerung an früher Erfahrenes sich bilden könnte, so ist zunächst klar, daß ein und dieselbe Anschauung in sehr verschiedenem Maße von den entsprechenden sinnlichen Empfindungen begleitet sein kann, daß also Vorstellung und Perzeption in den verschiedensten Verhältnissen sich zur Anschauung verbinden können. Wenn ich mich in einem bekannten Zimmer befinde bei hellem Sonnenschein, so habe ich eine von sehr energischen Empfindungen reichlich begleitete Anschauung. In demselben Raum werde ich abends in der Dämmerung nur die helleren Objekte erkennen können, namentlich die Fenster; aber was ich wirklich noch erkenne, schmilzt mit meinen Gedächtnisbildern, die das Zimmer betreffen, so zusammen, daß ich immer noch imstande sein werde, mich in demselben sicher umher zu bewegen und Gegenstände, die ich suche, zu finden, selbst wenn ich von ihnen nur ein schattenhaftes Bild erhaschen kann, was ohne meine vorgängige Kenntnis durchaus ungenügend wäre, sie zu erkennen. Endlich kann ich mich in demselben Raume im absoluten Dunkel befinden und mich doch, vermöge der Erinnerung an die früher von ihm erhaltenen Gesichtsbilder, in ihm zurechtfinden, so daß das Anschauungsbild durch immer weitere Beschränkung des sinnlichen Materials endlich auf das reine Vorstellungsbild zurückgeführt werden und in dieses allmählich übergehen kann. Meine Bewegungen werden allerdings um so unsicherer, meine Anschauung um so ungenauer werden, je mehr das sinnliche Material entzogen wird, indessen wird kein eigentlicher Sprung stattfinden, sondern Empfindung und Erinnerung werden sich fortdauernd ergänzen, nur in verschiedenem Maße" [**45**, 609].

Die prinzipielle Bedeutung, die den von Helmholtz als „Perzeptionen" bezeichneten, repräsental unergänzten Wahrnehmungen für alles Folgende zukommt, sowie der Umstand, daß auch an diesem Punkte die neueren psychologischen Analysen zu keinem allgemein anerkannten Ergebnis geführt haben, macht es notwendig, den Bewußtseinsbestand solcher Wahrnehmungen genauer festzustellen. Den Ausgangspunkt für diese Analyse und den nachstehenden Gedankengang überhaupt boten mir Untersuchungen „Zur Theorie der Apperzeption", die ich 1886 veröffentlicht habe [**26**]. Nicht wenig Übereinstimmendes findet sich in der Abhandlung H. Höffdings „Über Wiedererkennen, Assoziation und psychische Aktivität" aus dem Jahre 1889 [**50**]. Höffding hat diese Übereinstimmung nicht beachtet; er erwähnt meine Untersuchung nur bei einem Nebenpunkt. Sein Ziel war ein anderes. Er suchte die hier weiterhin sogenannte apperzeptive Reproduktion der assoziativen einzuordnen (die ich schon damals prinzipiell von einander geschieden hatte), und weiterhin alle Arten der Assoziation aus einer „Assoziation zwischen Teil und Totalität" abzuleiten. Gegen diese Hypothesen Höffdings und ihr Fundament, die von Höffding zuerst sogenannte „Bekanntheitsqualität", richtete sich eine experimentelle Untersuchung von Alfr. Lehmann, die deutsch 1889 erschien. Höffdings Antikritik gegen Lehmanns vielfach bedenkliche psychologische Deutungen [**73**] veranlaßten Lehmann 1892 zu einer Erwiderung [**74**], und der ganze Streit Wundt gleichzeitig zu dem Aufsatz „Bemerkungen zur Assoziationslehre“ [**123**]. Auch Wundt hatte von meinem Aufsatz keine Notiz genommen. Um so erfreulicher war mir, daß seine dort weitergeführte Scheidung zwischen „simultaner“ und „sukzessiver Assoziation“, als deren Grundlagen er die „Assimilation“ und „Komplikation“ ansah, sich in der von ihm wie von Spencer [**107**, § 74] und James Ward [**117**] sogenannten Assimilation vielfach mit meinen Aufstellungen berührte. Ich habe damals meine Abhandlung nicht vollendet, weil sich der Ausarbeitung ihrer Idee für mich zu jener Zeit nicht überwindbare Schwierigkeiten in den Weg stellten. Das Nachstehende mag, obgleich die Analyse des Wahrnehmungsbewußtseins in ihm auf die Reproduktionsprobleme eingeschränkt ist, als Abschluß jener Abhandlung gelten.

Zur Sache sei vorerst nochmals betont, daß nicht die Häufigkeit, sondern lediglich das tatsächliche Vorkommen von Wahrnehmungen des entwickelten Bewußtseins in Frage steht, in deren Bestand keine *repräsentalen* Hilfen angetroffen werden. Daß andere ergänzende Gedächtnisbeihilfen bei ihnen stets mitwirken, wird sich späterhin zeigen; hier steht dies noch nicht zur Diskussion.

Zwei Bedingungsreihen müssen zusammenwirken, wenn repräsental unergänzte Wahrnehmungen eintreten sollen. Es müssen erstens *völlig vertraute* Gegenstände in vertrauter Umgebung sein. Ihre Wahrnehmungen müssen zweitens *kurzzeitig* verlaufen. Auch dann aber sind, wie ich schon bei früheren Gelegenheiten nachzuweisen und zu erklären versucht habe, zwei Gruppen zu unterscheiden. Jede Spur einer repräsentalen Ergänzung kann unter den genannten Voraussetzungen sowohl dann fehlen, wenn die Wahrnehmungen *unter konzentrierter Aufmerksamkeit* auf den vorliegenden Wahrnehmungsbestand erfolgen, als auch dann, wenn flüchtige Wahrnehmungen *bei abgelenkter Aufmerksamkeit* ohne jedes emotionale Moment des Interesses stattfinden. Die scheinbare Antinomie dieser besonderen Voraussetzungen hebt sich leicht. Im ersten Fall hemmt die Konzentration der Aufmerksamkeit um den vorliegenden Wahrnehmungsbestand alle repräsentalen Ergänzungen, im zweiten läßt das Fehlen jeder Aufmerksamkeit repräsentale Ergänzungen nicht zu, Kurzzeitigkeit des Wahrnehmens und völlige Vertrautheit mit dem Gegenstande selbstverständlich vorausgesetzt. Es sind, wenn man so will, dort positive, hier negative Hemmungswirkungen der Aufmerksamkeit.

In erster Linie beweiskräftig sind die kurzzeitigen Wahrnehmungen, die bei konzentrierter Aufmerksamkeit auf den vorliegenden Wahrnehmungsbestand erfolgen. Denn sie lassen reiche experimentelle Variation zu und gestatten, wenn sie von psychologisch geschulten Beobachtern ausgeführt und kontrolliert werden, so weit sichere Analysen, als die Selbstbeobachtung hier feste Daten zu liefern vermag. Die entscheidenden Versuche dieser Art sind tachistoskopische, beziehen sich also auf Gegenstände der Gesichtswahrnehmung. Die exponierten Gegenstände können doppelter Art sein, sachliche, d. i. Bilder von Objekten, oder Schriftzeichen, also Buchstaben und Wörter. Festgestellt wird, daß sie erkannt sind, dort durch lautes sprachliches Benennen, hier durch Aussprechen der Schriftzeichen, hier wie dort also durch Formulierung des Erkannten auf Grund adaequater lautsprachlicher Reaktionen. Zweckmäßig ist in beiden Fällen binokulare Wahrnehmung. Notwendig ist, auch den geschulten Beobachter durch ein Aufmerksamkeitssignal zu höchstgradiger Aufmerksamkeitsspannung auf das zu Exponierende anzutreiben, die Exposition ferner von Anfang bis Ende simultan zu machen [**18**]. Endlich ist als Maximum der Expositionsdauer eine Zeit zu wählen, die wechselnde Fixation, also jede reagierende Augenbewegung ausschließt. Diese Kürze ist nicht gewahrt, wenn die Exposition erst durch den Beginn der reagierenden Bewegung zum Erlöschen gebracht wird. Daß bei einer so gewählten Expositionsdauer kurzzeitige sogenannte „Aufmerksamkeitswanderungen“ nicht stattfinden, durfte schon durch sorgsame Versuche E. Bechers, nach längerem Kampf, als gesichert gelten [**4**; **55**]. Seitdem ist es durch ebenso sorgsame Versuche von Feilgenhauer, die für die Dauer der kleinsten aktiven Aufmerksamkeitsschritte 0,3″ [**36**, 355, 412f.] erforderten, bestätigt worden. Vorausgesetzt bleibt dabei, daß die exponierten Gegenstände durch wiederholte vorhergehende Wahrnehmung dem Beobachter völlig vertraut, die Schriftbilder der Wörter insbesondere in allen ihren Gruppen am Objekt eingeprägt und bis zu gesichertem fehlerfreien Hersagen auswendig gelernt sind. Kontrollversuche durch Exposition nichtvertrauter Gegenstände sind natürlich geboten.

In Rücksicht auf diese, bis dahin nicht erfüllten Vorbedingungen darf ich von den Versuchen ausgehen, die Dodge und ich, freilich zu anderem Zweck, angestellt haben [**34**; **34a**]. Uns lag damals daran zu zeigen, daß das Lesen des Geübten nicht, wie mehrfach behauptet und zu beweisen versucht war, buchstabierend erfolge, daß ferner in diesen Fällen andere Bedingungen vorliegen, als sie Donders in seinen folgereichen Versuchen über „psychische Zeiten“ angenommen hatte, daß endlich die Versuche, die unter den wenig variierten Dondersschen Bedingungen, insbesondere durch Cattell sowie durch v. Kries und Auerbach angestellt und gedeutet waren, den Voraussetzungen für das Lesen des Geübten nicht entsprachen.

Die methodische Grundlage unserer zur Mitteilung geeigneten Versuche, die wir erst nach zahlreichen tastenden Vorversuchen gewonnen hatten, gab die Entdeckung, daß das wahrnehmende Erkennen durchgängig nur in Fixationspausen des Auges erfolgt. Wir überzeugten uns experimentell, daß die Geschwindigkeit der Fixationsbewegungen, d. i. der wesentlich vom indirekt Gesehenen aus geleiteten Augenbewegungen von einer Fixationspause zur nächsten, die in ihnen nacheinander auf denselben Netzhautpunkten wirksam werdenden Wahrnehmungsreize der Buchstaben unter gewöhnlichen Umständen zu einem verwaschenen grauen Schimmer verschmilzt, der nur bei eigens darauf gerichteter Aufmerksamkeit eben wahrnehmbar werden kann. Beim normal verlaufenden Sehen bleibt er völlig unbemerkt und belanglos, da wir, wie Helmholtz für andere Fälle mit Recht betont hat, nur zu beachten pflegen, „was uns über die Verhältnisse der Außenwelt Nachricht verschafft“. Sieht man von den für das Wahrnehmen bedeutungslosen langsamen Verschiebungsbewegungen (*shifting movements*) und den sehr kleinen, sehr schnellen Unruhebewegungen ab, die Delabarre, Mc Allister und Judd, in reicherem Maße später Dodge und Dearborn aufgefunden und untersucht haben [**19**; **16**], so läßt sich demnach sagen: unser optisches Erkennen vollzieht sich unter den angegebenen Bedingungen ausschließlich bei ruhendem Auge.

In den Versuchen von Dodge und mir, die für den vorliegenden Zweck heranzuziehen sind, waren die Objekte in erster Linie Gruppen von je 26 fest eingeprägten Wörtern, deren Buchstabenanzahl von Gruppe zu Gruppe 4, 8, 12, 16, 20 (und für mich gelegentlich mehr als 20) betrug. Das stets flächenhafte, nie punktförmige Feld deutlichsten Sehens, dessen Beziehungen zu den Gebieten indirekten Sehens Dodge später genauer untersucht hat [**19—22**], umfaßte für uns im allgemeinen nur drei Buchstaben. Bei der durchweg festgehaltenen Fixation der Wortmitte fielen also schon bei den 4-buchstabigen Wörtern die Endbuchstaben nicht vollständig, bei den mehrbuchstabigen nur zum kleinsten Teil in das Feld deutlichsten Sehens. Je größer die Wortlänge war, um so ungünstiger waren somit diejenigen Wahrnehmungsbedingungen, die lediglich von den gegenwärtigen Netzhauterregungen abhängen. Kontrollversuche gleicher Expositionsdauer an Buchstabengruppen ohne Wort- und Silbenzusammenhang, bei denen jedes Glied also für sich erkannt werden muß, zeigten, in welchem Maße die Undeutlichkeit der Buchstaben mit der Entfernung von der fixierten Expositionsmitte zunimmt; bei größerer Entfernung ist kein einzelner mehr erkennbar. Als Optimum der Expositionszeit hatten unsere Versuche 0,1 '' ergeben, Dodge hat später [**22**, 372] als Minimum für eine „adaequate" Fixation 60—100 σ gefunden. Aber bei unseren Versuchen schlossen 0,1 '' jede reagierende Augenbewegung aus. Daß wesentliche Verringerungen dieser Zeit, bis hin zu der minimalen Zeitdauer des elektrischen Funkens, wie sie E. Becher zur Widerlegung anfangs erhobener Bedenken erfolgreich durchgeführt hat [**4**], die Versuchsbedingungen nicht erleichtern, sondern in mehrfacher Hinsicht erschweren, hat gleichfalls Dodge einleuchtend dargetan [**22**, 354]. Noch weniger kommen nach dem oben Gesagten für die vorliegende Frage die älteren und neueren Versuche in Betracht, deren Expositionsdauer reagierende Augenbewegungen zuläßt. Sie können ebenso wie die Versuche bei sehr viel geringerer Expositionszeit nur als Kontrollversuche wertvoll werden. Andere Kontrollversuche, durch Verkleinerung der Buchstaben oder Vergrößerung ihrer Entfernung, so daß kein einzelner mehr erkennbar wird, sind gleichfalls schon von uns herangezogen worden; ebenso Versuche mit nicht eingeprägten, selten vorkommenden Wörtern.

Daß bei Versuchen der letztgenannten Arten sowie bei Aufmerksamkeitsstörungen der Versuche aller Art Abstufungen der Deutlichkeit eintreten, die zu richtigen oder falschen repräsentalen Ergänzungen des Wahrnehmungsbestandes führen, braucht nicht besonders betont zu werden. Dringend nötig aber ist es im Hinblick auf ganze Reihen von Protokollaussagen in der vorliegenden Literatur, darauf hinzuweisen, daß auch in den Fällen größter Undeutlichkeit des Wahrgenommenen, bei tachistoskopischen Versuchen sowohl wie sonst im entwickelten Bewußtsein, niemals unerkannte Wahrnehmungsinhalte, sondern lediglich Abstufungen der Deutlichkeit des Erkennens vorliegen. Auch wenn ein Wort oder ein sachlicher Wahrnehmungsinhalt bis zu einem kaum merkbaren grauen Streifen, einer „unlesbaren schwachen grauen Masse" (Dodge) oder bis zu einem „irgend etwas vor mir" abgeschwächt erscheint, sind sie doch, eben als graue Streifen oder als ein optisches Etwas, erkannt, wenn wir, wie hier geschieht, von einem wahrnehmenden Erkennen überall da reden, wo ein Wahrnehmungsinhalt als Art oder Exemplar einer (noch so unbestimmten) Gattung erfaßt wird. Eine Aussage wie „gesehen, aber nicht erkannt" ist somit irreführend. Es gibt für das entwickelte Bewußtsein kein erkenntnisloses Wahrnehmen. Bei unseren vertrauten Wahrnehmungsobjekten fehlten auch die „Bewußtseinsstufen", die E. Westphal auf Grund seiner Fragestellungen gemäß den Aussagen seiner Versuchspersonen unterschieden hat [**118**, 229f.]. Seine Resultate vertragen schon deshalb nicht, verallgemeinert zu werden. Frühere und spätere Arbeiten haben überdies andere Stufen unterscheiden lassen [**42**; 77].

Die Analyse des Wahrnehmungsbestandes, der unter solchen Bedingungen auftritt, hängt ausschließlich an der Selbstbeobachtung. Die Mängel dieser Beobachtung lassen sich durch Schulung zwar verringern, aber nicht aufheben. Die Angaben über sukzessive Auffassungen und die vermeintlichen Aufmerksamkeitswanderungen während 0,1″ Expositionszeit, über Auffassungsunterschiede eines „objektiven" und „subjektiven" Typus lassen sich mit anderen „Beobachtungsergebnissen" der erwähnten Streitliteratur, die bis in die letzten Jahre hineinreicht [**71**], zu einem Blütenkranz mangelhafter Selbstbeobachtungen vereinigen. Insbesondere schwierig kann es werden, repräsentale optische Ergänzungen von den durch die vorliegenden Sinnesreize unmittelbar gegebenen Wahrnehmungsinhalten zu scheiden. Denn solche Ergänzungen können in Form assoziativer Verschmelzungen (S. 10f.) dem Wahrnehmungsbestande so fest eingemischt sein, daß die analysierende Trennung ganz unsicher bleibt. Auch darüber ist bei Wortexpositionen nicht immer sicher zu entscheiden, ob akustische oder motosensorische Repräsente während der Expositionsdauer auftreten [**103**; **78**].

Dodge und ich haben die Ergebnisse unserer Beobachtungen für die in Betracht kommenden drei Reaktionsintervalle zusammengestellt: erstens für die Zeit vom Aufmerksamkeitssignal bis zum Beginn der Exposition, zweitens für die Expositionsdauer und drittens für die Zeit vom Schluß der Exposition bis zum Beginn des reagierenden Aussprechens [**34**, 323f., 326f., 337f.]. Ich wiederhole nur, was ihnen für die gegenwärtige Aufgabe zu entnehmen ist. Vorweg sei, auch in Ergänzung der oben bereits gegebenen Andeutungen über Gedächtnistypen, bemerkt, daß Dodge sich in seinem ganzen Reaktionshabitus, auch sprachlich [**17**, 10f.], als Motoriker auswies, während ich sprachlich vorwiegend dem akustischen Typus zugehöre.

In dem ersten Intervall, während der Erwartungsspannung der Aufmerksamkeit, fehlte bei uns beiden jede Spur von optischen, akustischen und motosensorischen Repräsenten der eingeprägten Wörter in jeder der 26-gliedrigen Reihen, ebenso jede Spur ihrer Bedeutungsinhalte. Eben dasselbe gilt für das zweite Intervall, also für die Erkenntniszeit während der Expositionsdauer. Wir durften damals, ohne daß, wie erwähnt, der hier vorliegende Nachweis repräsental unergänzter Wahrnehmungserkenntnisse in Frage stand, berichten: „Während das exponierte Schriftzeichen“ — die eingeprägten Wörter — „in der Wahrnehmung vorlag, also während der Dauer der Exposition, f a n d e n w i r n i e m a l s e t w a s a n d e r e s a l s e b e n d e n W a h r n e h m u n g s b e s t a n d der Expositionsfläche . . ., gleichviel, ob der Gegenstand deutlich wurde oder nicht. Die Wahrnehmung selbst . . . blieb stets ein unmittelbares Erkennen, d. i. jedes Bewußtsein einer Vermittlung dieses Wahrnehmungsbestandes durch abgeleitete optische Vorstellungen gleichen Inhalts, oder gar durch Reproduktionen ihrer Lautierung, fehlte durchaus. Ebenso wenig traten etwa Vorstellungsinhalte auf, die den vorliegenden nur ähnlichen Bildern angehörten oder ihren auszuführenden Lautierungen ähnlich waren, geschweige daß irgend welche sonstigen Vorstellungen" — gemeint sind Bedeutungsinhalte — „aus dem Bestande der residualen Bereitschaft auftauchten". Erst in dem dritten Intervall, dem Zeitraum zwischen Expositionsschluß und Beginn des Aussprechens, dessen sich E. stets, D. zumeist bewußt war, kamen ergänzende repräsentale Hilfen mehrfach zum Vorschein [**34**, 327].

Die Verwicklungen der optischen Wahrnehmungsprozesse, die Dodge in der oben zitierten Abhandlung über visuelle Fixation nachgewiesen hat, berühren unsere Frage nicht direkt. Daß auf Grund tachistoskopischer Versuche repräsental unergänzte Wahrnehmungserkenntnisse in verschiedenen Abstufungen der Deutlichkeit anzuerkennen sind, ist demnach durch die oben verzeichneten Beobachtungen und die ergänzenden Prüfungen von E. Becher gesichert. Leider ist die Frage nach der Wirklichkeit repräsental unergänzter Erkenntnisse in der erwähnten Streitliteratur sowie in den einschlägigen späteren Arbeiten, so weit ich gesehen habe, nur gelegentlich berührt, nirgends ausdrücklich gestellt, auch in anderen mir bekannt gewordenen tachistoskopischen Untersuchungen nicht prinzipiell geprüft worden. Nur in einer lautsprachlichen, von K. Bühler angeregten Arbeit, für deren Versuchsplan die tachistoskopischen Untersuchungen vorbildlich erschienen, ist ein analoges Ergebnis, anscheinend ganz unabhängig von unseren Versuchen, zu Tage getreten. H. Ruederer unterscheidet in einer „experimentell psychologischen Untersuchung über die Wahrnehmung des gesprochenen Wortes" [**97**] bei einer Expositionszeit von 0,3—0,4" „unmittelbare" und „mittelbare" Auffassungen von Lauten und sinnlosen Worten. Bei den mittelbaren Auffassungen lassen sich „Hilfen konstatieren", die in einem „Zurückgreifen auf Erinnerungsbilder" bestehen, bei den unmittelbaren traten dagegen „keinerlei Hilfen in die Erscheinung". Hier sind also repräsental unergänzte Wahrnehmungserkenntnisse bei sehr viel längerer, durch die Eigenart der Laute gegenüber den Gesichtswahrnehmungen bedingter Expositionszeit beobachtet worden.

Auf die tachistoskopischen Versuche, in denen ich bei 0,1" Expositionszeit zu benennende B i l d e r vertrauter sachlicher Gegenstände in Seminar-Übungen exponierte, möchte ich nicht genauer eingehen, da die Versuchspersonen nicht als in vollem Maße geübt gelten dürfen. Ich führe nur an, daß die anfangs unwissentlichen, bald natürlich wissentlichen Versuche keinen Zweifel ließen, daß auch in diesen Fällen bei deutlichem Erkennen in jedem Gedächtnistypus repräsental unergänzte Sinneswahrnehmungen einzutreten pflegen.

Bedenklich kann es scheinen, wenn ich mich endlich noch auf die Bestätigungen berufe, die sich für repräsental unergänzte Wahrnehmungserkenntnisse bei Prüfungen des Bewußtseinsbestandes kurzzeitiger interesseloser Wahrnehmungen vertrauter Gegenstände in vertrauter Umgebung unter abgelenkter Aufmerksamkeit herausstellen. So wenn der Blick flüchtig an einem der Gegenstände auf meinem Schreibtisch haftet oder über dieselben hingleitet, während die Aufmerksamkeit nach innen gespannt ist, oder wenn ich unter denselben Bedingungen auf gewohntem Wege indifferentes Bekanntes wahrnehme, wenn während der Arbeit gewohnte gleichgültige Geräusche eintreten; so auch bei Sensationen der gewohnten Körperhaltung, oder den glatt verlaufenden Schreibbewegungen usw. Aber aus zahlreichen, seit langen Jahren vorgenommenen, unmittelbar nach dem Wahrnehmen, oft unwillkürlich angestellten Beobachtungen dieser Art ist mir evident, daß solche Wahrnehmungen bei mir häufig repräsental unergänzt bleiben.

In allen solchen Prüfungen fließen die Fehlerquellen allerdings reichlich. Ausgeprägte Gedächtnistypen, vorherrschende einzelne Sinnengedächtnisse und Aufmerksamkeits-Gewöhnungen wirken einschränkend. Vor allem aber ist erschwerend, daß auch der Geschulte bei diesen Beobachtungen die Geister unwillkürlich herbeiruft, die für gewöhnlich fehlen, d. i. durch die Aufmerksamkeitswirkungen der unmittelbar einsetzenden Beobachtungen die assoziativen Ergänzungen über die Schwelle des Bewußtseins treibt, die während der Wahrnehmung in ihm fehlten.

Dennoch möchte ich bei der Bedeutung, die der Konstatierung repräsental unergänzter Wahrnehmungserkenntnisse für die genauere Bestimmung der Reproduktionsarten zukommt, nicht unterlassen, zwei wissentlich angeführte Beobachtungsgruppen bei flüchtigem Wahrnehmen, deren Zuverläßigkeit mir sicher ist, hier mitzuteilen. Fürs erste habe ich auf häufigen Spaziergängen mit dem ungemein sorgsam beobachtenden russischen Botaniker v. Polowzow und seiner psychologisch geschulten Gattin, Frau Dr. W. von Polowzow, deren Reizversuche an Pflanzen und ihnen angeschlossene Erörterungen über die Funktionen des Analogieschlusses [90] bekannt sind, meist unerwartete entsprechende Fragen gestellt. Sie bezogen sich bei Herrn v. P., einem ausgezeichneten Pflanzenkenner, fast ausschließlich auf die zu Gesicht kommende Flora, bei seiner Gattin auf andere, ihr geläufige Wahrnehmungsinhalte. Die Antworten fielen, wenn nicht die oben erwähnten Aufmerksamkeitswirkungen eintraten, was gelegentlich der Fall war und sofort bemerkt wurde, durchweg bestätigend aus.

Schlagender noch, weil unter ungewöhnlichen Bedingungen psychologischer Schulung angestellt, sind die Beobachtungsergebnisse, die mir R. Dodge auf eine kurze Anfrage in einem Briefe vom Januar 1909 mitgeteilt hat. Der Brief, den ich die Erlaubnis habe zu veröffentlichen, verdient in seinem sachlichen Gehalt vollständig wiedergegeben zu werden.

„ . . . I have carefully considered the questions contained in your letter of 31/8 '08. — You ask if I find other than the present sense perception in consciousness, when I look accidentally and without continuous attention at an object on my desk, while I am really interested in something else. Especially you ask, if I find memory images of past touch perceptions and motor experiences, or imaginary images of possible touch perceptions, or a consciousness of impenetrability, given in some other form than the spacial arrangement of stimuli as they appear in the present space perception. Unfortunately, I have not been able to devise satisfactory experimental conditions for investigating the problems. Indeed, "occasional and accidental perception without continuous attention", seems to me to practically preclude direct experimentation. — My answer is limited, therefore, to those relatively unsystematic self-observations in which I remember your problem, and endeavor to recollect a fleeting experience. But the very recollection of the problem and its application to a given moment of consciousness involves continuous attention: and there is considerable consequent difficulty to distinguish the new products of continuous attention from the original experience. For example, if I ask myself with respect to an electric switch which I just now noticed in front of me, whether the name came to consciousness, I find it there. If I ask whether temperature sensations or motor experience came to consciousness I find them very vividly present. But all this merely means that these images are reproducable, and that when my scientific or other interests give the necessary incentives they are actually reproduced.

The extraordinarily easy reproduction of these sensori-motor images under special circumstances is not easily distinguished introspectively from their regular presence. On the other hand, their dependence on special interest and attention confirms my belief that they are usually absent. Similarly, the temperature, touch, and movement presentations, which may on occasion accompany the perception of an object, take an appreciable time for development. Their clearing up seems to inhibit all other thought sequences, and for a moment it monopolizes the attention.

But your question as I take it is: Do such images regularly appear in my consciousness as an essential part of the process of casual perception? In my own case there seems only one possible answer and that is negative. Only the emphasis of unusual interest makes them clear up at all, and then they are as diverse as the special interests that conjure them. The usual accompaniments of my casually cleared up visual impressions are feelings, associated memory images or products of constructive imagination connected with the use or meaning of the objects seen. For example, I saw the previously mentioned switch, I disapproved of it, I felt again its stiffness and its resistance at closing. The image of a better one seemed to struggle for its place. It is obvious enough that these consequent associated conscious states are influenced and controlled by the residua of past experiences. But my contention tis that the latter only clear up by special effort or under special incentives. Specific past experiences were the source of all my knowledge of that switch. They must have been the source of he associated emotional and sensori-motor states. Similarly these same past experiences must have been the ultimate source of the recognition of the switch as such, but they gave rise to the recognition and determined the consequent sensori-motor images without themselves clearing up in consciousness, except by special effort or continuous attention. Similar phenomena in direct sense perception I have experimentally demonstrated in my Study of Visual Fixation, Chap. III.

Thus the question whether simple recognition necessarily involves a separate memory image of the experienced object I must also answer in the negative.

On the other hand, independently reproduced memory images are possible for me during direct observation of an object. For example, I discovered a book out of place on my shelves and I had a clear image of it in its usual environment. The manager of a store where I trade walked along the street in front of me and I had a miniature visual image of him off in the distance behind his desk. Apparently less often the recalled environment attaches itself to the present object. This was conspicuously the case when I was observing the normal diffusion areas of a point brilliant light. By experimental modification the radiating lines suddenly disappeared, but the vivid memory image of the previous configuration seemed to alternate with the present black in a sort of psychic rivalry.

The last part of your question is most difficult for me to answer. The concept of impenetrability has no constant image representative in my consciousness. In thinking of apparatus, I am conscious of certain thrusts, resistances, and pressures. When I am especially interested in them they are often the most vivid factors of the total visual-touch images. But the concept of impenetrability is not properly represented by these thrusts, resistances, and pressures. They appear in my imagery of magnetic fields as well as that of bodies. Every attempt to image the concept of impenetrability involves a conscious effort and regularly ends in a confused medley of visual and tactual motor images. These vanish with a feeling of helplessness which finds relief in the reproduction of some more or less adequate verbal expression.

If I may modify your question and ask whether I regularly find these occasionally vivid motor images as independent factors in every visual perception of solid objects, I must again answer in the negative. The question whether some motor factors are not regularly present in casual visual perception is the question of chief difficulty. Undoubtedly a ball of putty or a puff of cotton looks soft to me in contrast to the paper weight or the glass ink bottle. But softness or hardness can only be present in a visual percept in so far as it involves more or less tactual motor factors. Our motor responses to visually given situations are regularly nicely graduated to the apparent solidity of the objects before us. But here again one must carefully distinguish between a cleared up tactual-motor image and the effect of an uncleared excitation of tactual-motor residua. Unquestionably the revival may be in the form of discreet images. Unquestionably, however, its effects are often recognizable in consciousness without the presence of cleared up images.

I have great respect for the terminals of the high potential electric current that comes into my laboratory. I am not only careful in making direct connections and contacts, but even when not attending directly to the binding posts, when I only see them in indirect vision with interest absorbed in other parts of the apparatus, I am regularly conscious of their presence and my movements are guided accordingly. This perception is seldom or never accompanied by cleared up images of possible disaster, except when I am impressing my students with the desirability of caution. Similarly I am regularly careful not to touch the hot end of glass tubing just retracted from the Bunsen flame, but it is not because of cleared up images of possible temperature sensations. In both these cases, however, the uncleared revival of the residua of past experiences, possibly in the form of habit, undoubtedly exercises a constant control in my reactions.

In conclusion: The actual complication of any given visual percept by cleared up memory factors or by products of constructive imagination seems capable of enormous variation. In all this possible complication, however, I have found it impossible to detect any regular, independently cleared up images which are necessary for perception apart from the perceptual image itself.“

Kapitel III

Die Reproduktion durch Verschmelzung als notwendige Bedingung des repräsental unergänzten wahrnehmenden Erkennens

Durch das Vorstehende halte ich den Beweis, daß es tatsächlich im entwickelten Bewußtsein repräsental unergänzte Wahrnehmungserkenntnisse vertrauter Gegenstände gibt, für erbracht. Ehe jedoch der Erkenntnisbestand dieser Wahrnehmungen genauer bestimmt, und daraufhin eine Hypothese über die Bedingungen seiner Möglichkeit abgeleitet werden kann, ist es angezeigt, zweier Einwände zu gedenken, die jene Tatsächlichkeit scheinbar ausschließen. Sie berühren die Feststellung des Bewußtseinbestandes dieser Erkenntnisse insofern, als sie scheinbar Gliedern desselben entnommen sind.

Fürs erste kann entgegengehalten werden, daß auch den Wahrnehmungserkenntnissen, die hier als repräsental unergänzte angesehen werden, die sogenannte, neuerdings mehrfach erörterte „Bekanntheitsqualität" eigen sei, das Bewußtsein also, daß der wahrgenommene Gegenstand eben ein bekannter, vertrauter ist. Richtig ist, daß ein solches Bewußtsein in der Wahrnehmung vertrauter Gegenstände angetroffen werden **kann**. Daß es aber, so wie ein Fremdheitsbewußtsein bei unerwarteter Wahrnehmung neuer, auffallender Gegenstände, stets vorhanden sei, ist offensichtlich falsch. Es ist ausnahmslos vorhanden, wo das Erkennen ein Wiedererkennen im landläufigen Sinne des Wortes ist, d. h. wo das Bewußtsein vorhanden ist, daß der gegenwärtig wahrgenommene Gegenstand bereits früher von uns wahrgenommen war. Es fehlt jedoch fast regelmäßig unter den hier festgehaltenen Bedingungen, sowohl in den Fällen starker Aufmerksamkeitsspannung, als bei flüchtigem interesselosen Wahrnehmen. Es ist somit nichts weniger als ein integrierender Bestandteil des wahrnehmenden Erkennens bekannter Gegenstände überhaupt. Es stellt sich unter den hier festgelegten Bedingungen nicht häufig, und auch dann zumeist nachträglich ein, etwa an eine auffallende Besonderheit des wahrgenommenen Gegenstandes geheftet. Wenn es im Wahrnehmungsakt auftritt, gehört dieser somit nicht zum repräsental unergänzten Wahrnehmen. Wie es zustande kommen kann, wenn alle repräsentalen Ergänzungen fehlen, ist später zu besprechen.

Ebenso wenig stichhaltig ist ein zweiter Einwand. Er besagt, eben der Erkenntnischarakter der Wahrnehmung bürge dafür, daß repräsentale Ergänzungen stets, wenn auch nur schwach und flüchtig, und deshalb der Beachtung kaum zugänglich, im Unterbewußtsein anzutreffen seien. Diesem Einwand gegenüber ist einzuräumen, was schon oben gelegentlich anerkannt wurde, daß kaum merkliche Inhalte des Unterbewußtseins in weitem Umfang auch beim Wahrnehmen sehr häufig vorhanden sind. Die unteren Grenzen des Unterbewußtseins sind eben mehr noch als die oberen verfließend und in unaufhörlicher Änderung begriffen. Es ist deshalb auch für den Geschulten nicht einfach, eine sichere Entscheidung zu treffen. Aber es heißt das Bedenken allzu scharf machen, wenn es die Behauptung stützen soll, daß eine sichere Entscheidung hier überhaupt unerreichbar sei, und daraus geschlossen wird, daß schwache Repräsente jederzeit als Stützen des wahrnehmenden Erkennens vorhanden seien. Selbstverständlich kann eine Entscheidung hierüber nur durch wiederholte Prüfung unter allen Vorsichtsmaßregeln für die Aufmerksamkeitsspannung und deren reproduzierende Wirkungen erreicht werden. Aber sie ist auf diesem Wege so weit sicher zu stellen, wie überhaupt schwache Bewußtseinsinhalte sicher gestellt werden können. Es muß deshalb auch diesen Schwierigkeiten gegenüber bei dem Prinzip verbleiben, das ich schon bei früherer Gelegenheit als methodisches Fundamentalprinzip aller Bewußtseinsanalyse bezeichnet habe: Wir dürfen nichts als Bestandteil des Bewußtseins annehmen, was sich nicht bei geschulter Aufmerksamkeit in ihm auffinden läßt. Es bedarf eines solchen Kriteriums für die Selbstbeobachtung. Die Gefahr „erfundener“ (Volkelt), insbesondere auch „experimentell fabrizierter“ (Dodge) Bewußtseinsinhalte ist, wie leicht auch aus der modernen Psychologie belegt werden kann, nicht geringer, als die Gefahr, schließlich konstatierbare Inhalte zu übersehen. Was als Kriterium naturwissenschaftlicher Beobachtung der Außenwelt selbstverständlich ist, ist dies noch lange nicht für die Selbstbeobachtung. Denn sehr viel leichter als dort sieht oder übersieht auch der Geschulte hier, was er zu finden oder nicht zu finden erwartet. Die Psychologie ist eben, wie der hoffnungslos gescheiterte Versuch der letzten Jahrzehnte, sie zur Einzelwissenschaft zu machen, deutlich beweist, eine philosophische Disziplin. Schon ihre elementaren Beobachtungsergebnisse hängen, wenn nicht an ausgesprochenen, so erst recht an stillschweigend mitwirkenden Voraussetzungen erkenntnistheoretischer, ethischer und religiöser Stellungnahme.

Allerdings ist der Einwand, der uns hier in Anspruch nimmt, dadurch nicht endgültig erledigt, daß geschulte Beobachter sicher geworden sind, daß repräsentale Inhalte unter den vorausgesetzten Bedingungen fehlen. Es kommen jedoch entscheidende Momente hinzu. Das Vorhandensein unmerkbar bleibender Repräsente wird gegen die Annahme repräsental unergänzter Wahrnehmungen ins Feld geführt, weil der Erkenntnischarakter dieser Wahrnehmungen es fordere, sie also nur scheinbar unergänzt seien. Aber die Repräsente, die um dieses Charakters willen angenommen werden, können das, was sie leisten sollen, offenbar gar nicht in die Wege leiten. Die Repräsente, denen die Vermittlung der Erkenntnis zufallen soll, können bei sachlichen Wahrnehmungsinhalten erstens gegenwärtig unbeteiligten früheren sachlichen Wahrnehmungsinhalten entstammen. So bei direkten optischen Wahrnehmungen körperlicher Objekte z. B. früheren taktil-motosensorischen, bei tachistoskopischen Bildexpositionen früheren optischen Wahrnehmungen der symbolisierten Objekte. Zweitens können sie verwickelt abgeleitete, etwa Zweckbestimmungen ausmachen. Endlich können sie der sprachlichen Namengebung angehören, also Wortrepräsente sein. Bei sprachlichen optischen oder akustischen Wahrnehmungen kommen einesteils entsprechende akustische und motosensorische oder akustische, vielleicht auch optische Wortrepräsente in Betracht, andernteils die Bedeutungsinhalte. Aber weder die sachlichen, noch die sprachlichen Repräsente können jemals mögliche Bedingungen, sie können nur mögliche Folgen des wahrnehmenden Erkennens sein. Denn die Reproduktion aller solcher Bewußtseinsinhalte wird doch erst möglich, nachdem der vorliegende Gegenstand erkannt ist. Ohne weiteres deutlich ist dies bei den sprachlichen Formulierungen. Das gesehene Wort kann erst gelesen, d. i. die ihm entsprechenden akustischen und motosensorischen Worte können erst lautlos oder laut reproduziert werden, nachdem es in seiner optischen Gesamtheit erfaßt, also optisch erkannt ist; ebenso kann erst dann der ihm entsprechende Bedeutungsinhalt, wenn auch noch so schwach und unbestimmt, über die Schwelle des Bewußtseins treten. Nicht anders aber auch bei sachlichen Wahrnehmungsinhalten und bei Emotionen. Der Klang eines musikalischen Instruments muß in seiner tonalen Eigenart erkannt sein, ehe das adäquate optische Bild des Instruments in uns auftauchen kann, ebenso wie der optisch aufgenommene Gesammtbestand einer Flöte oder einer Posaune erst erkannt sein muß, ehe wir uns der entsprechenden Klänge erinnern können; desgleichen gesehene Körper, ehe ich mich auf die taktilen Sensationen bei ihrer Berührung besinnen kann, Geräusche, ehe ich sie als Meeresbrandung, oder als einen heranbrausenden Eisenbahnzug durch das zugehörige optische Bild zu diagnostizieren vermag, endlich der optische Gesamtbestand, ehe ich den Gegenstand nach seinen Zweckbestimmungen als Pinzette oder als Sonnenuhr zu erfassen im Stande bin. Alle solche unmittelbaren oder verwickelt abgeleiteten Repräsente können also auch im spurhaften Unterbewußtsein nur als Wirkungen derjenigen Bedingungen auftauchen, die das wahrnehmende Erkennen ermöglichen. Dies ist trotz neuerer erstaunlicher Deutungen [**119**, 202] so offenbar, daß es überflüssig ist, eine Hypothese im spezielleren zurückzuweisen, die als eine Zuspitzung dieses Einwandes angesehen werden kann. Ich meine den noch nicht völlig erloschenen Gedanken deduktiver (Leibnizischer) Herkunft, daß jene vermeintlich das Erkennen vermittelnder Repräsente als unendlich kleine, deshalb unwahrnehmbare Bestandteile, wie alle Residuen, im Unterbewußtsein beharren, einen stets bereiten Inbegriff von *petites perceptions* ausmachen.

Es bleibt von dem Einwand somit nichts übrig. Zuzugestehen ist nur, daß es repräsental ergänzte Wahrnehmungen gibt, in deren Bewußtseinsbestand Repräsente so eingeschmolzen sind, daß es selbst dem Kundigen nicht sicher gelingt, sie von den eigentlichen Wahrnehmungsinhalten reinlich zu trennen. Das aber sind eben n i c h t Fälle repräsental u n ergänzter Wahrnehmungen. Über sie entscheidet die Wahrnehmungsanalyse nach Maßgabe der Vorsichtsmaßregeln, die sich aus den Verwicklungen ihres Bewußtbestandes ergeben.

Wir beginnen mit dieser Analyse, soweit sie hier unerläßlich ist, indem wir wiederum optische Sinneswahrnehmungen zum Ausgang nehmen, speziell die Konsequenzen aus dem Bestand der Netzhauterregungen ziehen, die durch gegenwärtig wirksame optische Reize ausgelöst werden. Helmholtz beschreibt auf Grund anatomisch-physiologischer Daten den Charakter des Netzhautbildes bei unveränderter Fixation bekanntlich folgendermaßen: „Nur in der Gegend der Augenaxe pflegt das optische Bild auf der Netzhaut seine volle Schärfe zu haben, von ihr entfernter ist es weniger gut begrenzt. Wir sehen deshalb im Gesichtsfelde in der Regel nur den einen Punkt deutlich, welchen wir fixieren, alle übrigen undeutlich. Diese Undeutlichkeit im indirekten Sehen scheint übrigens auch durch eine geringere Empfindlichkeit der Netzhaut bedingt zu sein; sie ist schon in geringer Entfernung von dem fixierten Punkte viel bedeutender als die objektive Undeutlichkeit der Netzhautbilder. Das Auge stellt ein optisches Werkzeug von sehr großem Gesichtsfelde dar, aber nur an einer kleinen, sehr eng begrenzten Stelle dieses Gesichtsfeldes sind die Bilder deutlich. Das ganze Feld entspricht einer Zeichnung, in der nur der wichtigste Teil des Ganzen sorgfältig ausgeführt, die Umgebungen aber nur skizziert, und zwar desto roher skizziert sind, je weiter sie von dem Hauptgegenstande abstehen. Durch die Beweglichkeit des Auges wird es aber möglich, nacheinander jeden einzelnen Punkt des Gesichtsfeldes genau zu betrachten. Da wir zu einer Zeit doch nur einem Gegenstande unserer Aufmerksamkeit zuwenden können, ist der eine deutlich gesehene Punkt ausreichend, sie vollständig zu beschäftigen, so oft wir sie auf Einzelheiten lenken wollen, und wiederum ist das große Gesichtsfeld trotz seiner Undeutlichkeit geeignet, die Hauptzüge der ganzen Umgebung mit einem schnellen Blicke aufzufassen, und neu auftauchende Erscheinungen an den Seiten des Gesichtsfeldes sogleich zu bemerken“ [**45,** 87].

Nicht ganz selten ist den grundlegenden Ausführungen von Helmholtz auf sinnesphysiologischem Gebiet zu entnehmen, wie stark der Gegensatz physikalisch-physiologischer und psychologischer Deutung der Tatsachen werden kann. Hier tritt er besonders deutlich zu Tage.

Schon im gewöhnlichen Verlauf des optischen Erkennens ist der tatsächliche Wahrnehmungsbestand, von dem die psychologische Betrachtung auszugehen hat, ein wesentlich anderer, als ihn Helmholtz beschreibt. Dodge hat in seiner gehaltreichen, von der Richtung unserer neueren optischen Forschung abliegenden, deshalb bei uns wenig bisher beachteten Arbeit über visuelle Fixation mit Recht geurteilt: „Die Psychologie des Lesens hat einen langen Kampf gegen das Vorurteil zu führen gehabt, daß das Blickobjekt auf die Zentralgrube fallen müsse“. Die dort anschließende Bemerkung, ihm scheine, daß „noch immer eine Tendenz bestehe, der Lage des Zentrums eines Blickobjekts eine ungebührliche Bedeutung beizumessen“, gilt noch heute. Durchaus zutreffend hat er gezeigt, daß die extrafoveale Fixation keineswegs bloß ein Produkt ungewöhnlicher Umstände auf Grund besonderer Schulung ist. Ebenso überzeugend hat er nachgewiesen, daß das „psychophysiologische Dogma, wonach eine Neigung bestehe, jeden peripheren Gesichtsreiz auf ein festes punktförmiges Zentrum der Netzhaut zu übertragen, ein Mythos ist. Es gibt kein punktförmiges funktionelles Zentrum der Netzhaut. Das funktionelle Zentrum variert nach der Besonderheit der Fälle. Es kann eine größere oder geringere Fläche sein, je nach dem Charakter des Bildobjekts und der entsprechenden Fläche des deutlichen Sehens.“ Nicht einmal das ist richtig, „daß der Blickpunkt mit einem Punkt des Interesses zusammenfällt oder wenigstens mit ihm zusammenzufallen sucht“ [**22**, 328 f., 345 f., 378 f., 386 f., 396 f.].

Etwas anders als beim normalen Lesen, und damit beim wahrnehmenden optischen Erkennen überhaupt, liegt es beim tachistoskopischen Wahrnehmen. Auch hier besteht zwar ein von Westfal in seiner Erörterung über Bewußtseinsstufen nicht berücksichtigter „Aufklärungsprozeß“, auf dessen allgemeine Funktion Dodge genauer eingegangen ist; aber er geht hier, wie schon unsere ursprünglichen Versuche zeigten, völlig unbemerkt vor sich. Wir hatten, wie erwähnt, stets das Bewußtsein, daß die simultan exponierten eingeprägten Wörter unmittelbar und simultan e r k a n n t würden. Außerdem aber waren wir überrascht zu finden, daß die gesamten Buchstaben, selbst der langen eingeprägten Wörter (8—20 Buchstaben), deren Mitte fixiert war, gleich deutlich waren, die Anfangs- und Endbuchstaben also nicht weniger, als diejenigen, die innerhalb des engen Gebiets deutlichen Sehens lagen. Wir waren darin um so sicherer, als diese Erscheinung uns immer aufs neue auffällig entgegentrat [**34**, 178 f.]. Selbst nach Kutzner „beweisen die Fälle“ seiner zweiten Versuchsanordnung, „daß ein Wort eine bestimmte Individualität besitzt, an der es wiedererkannt werden kann, und daß dazu irgendwelche identifizierte Einzelheiten nicht erforderlich sind“ [**71**, 234]. Der Eindruck blieb für uns gelegentlich sogar auch dann bestehen, wenn das Wort mehr oder weniger verkannt war. Nunmehr läßt sich das ursprünglich von uns Ausgeführte und das, was hier bisher über das repräsental unergänzte tachistoskopische Erkennen zu sagen war, ergänzend zusammenfassen. Das Erkennen vertrauter Gegenstände kann unter diesen Umständen, und ähnlich so bei den flüchtigen interesselosen Wahrnehmungen ein unmittelbares, simultanes, anschauliches, deutliches und in engerem Sinne gegenständliches Erkennen von Wahrnehmungsinbegriffen sein.

Ein unmittelbares ist es in zweifacher Hinsicht. Es fehlen einerseits alle sachlichen Repräsente früherer gleichartiger Wahrnehmungen, sowohl unmittelbare Repräsente früherer, etwa reicherer Wahrnehmungsbestände, als auch die abstrakten Allgemein- oder Einzelvorstellungen, die bei logischer Formulierung das Erkennen als subsumierendes oder identifizierendes vermitteln, und dementsprechend bei analysierendem Erkennen, das hier nicht in Frage steht, vorausgesetzt sind. Es fehlen ebenso alle Repräsente von „Lokalzeichen“, gleichviel in welche Arten von Bewußtseinsinhalten sie verlegt werden. Dodge hat in seiner einschneidenden Kritik der von Lotze insbesondere durchgeführten Hypothese, daß die Lokalzeichen motosensorischer Herkunft seien, mit vollem Recht erklärt: „Welches auch der motorische Faktor in der räumlichen Einrichtung der Netzhautelemente sein möge, er kommt nicht in Empfindungen der Bewegung, sondern in den räumlichen Beziehungen [des wahrgenommenen Gegenstandes] zum Bewußtsein.“ [**22**, 393.]

Anschaulich oder intuitiv ist das repräsental unergänzte wahrnehmende Erkennen ferner, sofern auch nichts von den bezeichnenden Worten für den wahrgenommenen Gegenstand im Bewußtsein ist, nichts demnach auch von irgendwelchen formulierten, an Sätze oder Satzworte gebundenen Urteilen. Er pflegt sogar, wenn kein Grund zur Analyse, logisch gesprochen, zu irgendwelchem Vergleichen oder Unterscheiden vorliegt, jeder Ansatz zu prädikativer gedanklicher Gestaltung, also zu einem prädikativen Wahrnehmungsurteil zu fehlen, wenn anders wir das formulierte Urteil als Formelement des Denkens an die gedankliche Prädikation gebunden erachten. Nur die Vorstufe zu solcher Prägung, die logische Immanenz, ist selbständlich in dem anschaulichen Erkenntnisbestand gegeben.

Ist drittens der (adäquate oder inadäquate) Erkenntnisgehalt in allen seinen Bestandteilen von vornherein gleicher Weise deutlich, so daß kein Antrieb zu aufsteigender Verdeutlichung in verschiedenen Erkenntnis-Abstufungen vorhanden ist, und bleibt die Wahrnehmungszeit kurz genug, bis etwa zu 0,1″, so erscheint er dem Wahrnehmenden als simultan gegeben, ohne daß ein ausdrückliches Bewußtsein der Gleichzeitigkeit sich während der Wahrnehmung selbst notwendig aufdrängte. Nur wenn die Deutlichkeit überraschend wirkt, wie bei wissentlichen tachistoskopischen Versuchen, kann solches Bewußtsein entstehen, dann aber, so lange das Erkennen eben unergänzt bleibt, in Form eines prädikationslosen Staunens, so daß keine Repräsente auftreten, die ein Vergleichen und Unterscheiden bedingten.

Gegenständlich viertens ist die unmittelbare, scheinbar simultane deutliche Anschaulichkeit in verschiedener erkenntnistheoretisch so paradoxer wie psychologisch beachtenswerter Weise. Sie ist, psychologisch genommen, ein Gegenstandsbewußtsein ohne immanente Beziehung auf uns als wahrnehmende Subjekte. Es ist ein bloßes Gegebensein. „Wie aus der Pistole geschossen" stehen die vertrauten Wahrnehmungsinhalte als Bestandteile der räumlichen Außenwelt vor uns. Schlechthin stehen sie da, an dieser Stelle, in solcher Lage, wenn mit dem allen lediglich äußere Ortsbestimmungen gemeint sind, nicht auch zugleich eine Beziehung auf das wahrnehmende Subjekt angezeigt sein soll. Es ist psychologisch so falsch, wie es erkenntnistheoretisch richtig ist, daß kein Objekt ohne Subjekt möglich sei. Das gilt nicht bloß für das intuitive wahrnehmende Erkennen, sondern auch für andere, selbst rein gedankliche Formen der Intuition. Und noch eine andere Antinomie zwischen psychologischer Analyse und erkenntnistheoretischer Deutung ist durch diese Gegenständlichkeit so gelöst wie aufgegeben. Nach dieser Deutung versteht sich für die Bildertheorie des naiven Realismus von selbst, daß eben die Objekte der Wahrnehmung als Ursachen des Wahrnehmens zu gelten haben. Bei erkenntnistheoretischer Deutung haben wir zu sagen, daß ein von uns unabhängiges Seiendes unserem Wahrnehmen als dessen Ursache zu Grunde liegt. Aber ein Bewußtsein jener naiven kausalen, ein *posterius prius* einschließenden Deutung oder gar ihres geläuterten Gehalts als einen steten Bestandteil unseres Wahrnehmungsbewußtseins annehmen, heißt erkenntnistheoretische Forderungen ohne jedes Recht in die tatsächlichen Glieder desselben hineinverlegen. Wir werden uns dieser Kausalität nur im repräsental ergänzten Erkennen, und auch dann nichts weniger als durchweg bewußt.

Als geordnete Inbegriffe sind die vertrauten Wahrnehmungsinhalte im Bewußtsein gegeben: die optischen, soweit nicht die einengende Wirkung der Aufmerksamkeit in Betracht kommt, in breitem Umfang scheinbar simultan; die akustischen, motosensorischen und die mit ihnen verknüpften taktilen stets deutlich sukzessiv. Wie fest die Ordnung auch in den beiden letztgenannten Sensationen werden kann, zeigen die gewohnten Bewegungen der Skelettmuskulatur. Auch an den Bewegungen der Fingersprache sind sie längst beobachtet worden. Die Fertigkeit im Gebrauch ihres Alphabets steigert sich allmählich so, „daß man nicht mehr buchstabenweise, sondern in Wortbildern liest und spricht" [72, III 217]. Ähnliches gilt, wie Herbertz ausgeführt hat, [56, 560] für das Maschinenschreiben. Die optischen Wahrnehmungen sind nach logischem Sprachgebrauch demnach geordnete Gesamtheiten, die motosensorischen und die ihnen zugehörigen taktilen Reihen. Entsprechendes trifft für die übrigen Sensationen des entwickelten Bewußtseins zu, auch für neu auftretende Wahrnehmungen.

Allen Sensationen des entwickelten Bewußtseins ist demnach,

wie wir sagen wollen, ein **Inbegriffscharakter**, die von Ehrenfels wenig glücklich so genannte „Gestaltqualität“ eigen. Auf die verschiedenen Deutungen dieses Charakters einzugehen, gehört nicht hierher [vgl. 12]. Ohne spezielle Begründung sei die Hypothese aufgenommen, daß er durch die Beziehungen jeder Art erschöpft wird, welche die einzelnen Bestandteile, bei den Sinneswahrnehmungen also letzlich die Empfindungen, als seine „Glieder“ miteinander verknüpfen. An seiner Herkunft und seinem Gehalt ändert auch nichts, daß er von seinem konkreten Ursprung abgelöst werden und ein selbständiges Leben gewinnen kann, daß z. B. eine Melodie in anderen Oktaven oder in anderer Tonart gespielt, ein Wort in sehr verschiedenen Schriftzügen oder Drucktypen gegeben sein kann, usw. Selbst bei Variationen seiner dominierenden Merkmale kann er sich erhalten und in solchen Veränderungen wiedererkannt werden. Weitere Bestimmungen werden sich uns später ergeben.

Damit sind wir gerüstet, auf die Frage einzugehen, wie repräsental unergänzte Wahrnehmungserkenntnisse vertrauter Gegenstände zustande kommen können.

Die Momente, an die wir unsere Hypothesenbildung anknüpfen, sind fürs erste dadurch gegeben, daß in diesen Wahrnehmungen der Erkenntnis- mit dem Wahrnehmungs-Bestand ineins zusammenfällt, ferner dadurch, daß der Bewußtseinsbestand der wahrnehmenden Erkenntnis sehr viel deutlicher sein kann, als die gegenwärtigen Sinnesreize und der durch sie, bei den Gesichtswahrnehmungen foveal ausgelöste Erregungsbestand begreiflich macht. Das Auffällige des ersten Moments liegt darin, daß trotz der Enge des repräsental unergänzten Wahrnehmungsbestandes ein subsumierendes oder identifizierendes Erkennen überhaupt möglich wird. Aus beiden Gründen sind wir demnach gezwungen anzunehmen, daß bei solchem Erkennen, trotz dem Fehlen repräsentaler Hilfen jeder Art aus früheren Wahrnehmungen, **Gedächtnisbedingungen** mitwirken. Andernfalls blieben beide Tatsachen unerklärlich. Wir müssen somit für jeden Erklärungsversuch auf die Gewohnheitswirkungen, von denen wir ausgingen, speziell die sensorischen zurückgreifen. Irgendwie müssen Residuen der früheren Wahrnehmungen des Gegenstandes, die vorausgesetzt sind, weil es sich um Vertrautes, ev. Eingeprägtes handelt, an dem gegenwärtigen Erkenntnisbestand beteiligt sein. Ein Reproduktionsvorgang jener Residuen muß auf Grund der gegenwärtigen Sinnesreize ausgelöst sein, trotzdem keine repräsentale Ergänzung auf ihn hinweist. Anders ausgedrückt: Um das repräsental unergänzte wahrnehmende Erkennen vertrauter Gegenstände erklären zu können, müssen wir annehmen, daß es nicht lediglich durch die gegenwärtigen Reize und die durch sie ausgelösten peripheren, sondern zugleich auch durch zentrale dispositionelle Wiedererregungen der Residuen früherer gleichartiger Reize bedingt ist. Auch darüber also kann kein Zweifel sein, daß diese residualen Erregungen nur durch die gegenwärtigen Sinnesreize ausgelöst sein können, 'daß also durch diese Reize die ihnen entsprechenden Residuen aufs neue erregt, d. i. reproduziert werden.

Die Eigenart dieser Reproduktion ergibt sich aus den beiden oben schon hervorgehobenen Bewußtseinsmomenten, deren zweites nur eine nähere Bestimmung des ersten ausmacht, also, kurz gesagt, aus der Kongruenz zwischen Wahrnehmungs- und Erkenntnisbestand in allen seinen Gestaltungen. Die einfachste dieser Gestaltungen liegt bei optischen repräsental unergänzten Wahrnehmungen dann vor, wenn retinal periphere, also retinal undeutliche Bestandteile des Gegenstandes unmittelbar ebenso deutlich erkannt werden, wie die retinal zentralen. Sie zeigt sich in verwickelterer Weise, wenn die retinale Undeutlichkeit so stark ist, daß die retinal peripheren Bestandteile, für sich genommen, nur völlig unbestimmt erkannt oder gar überhaupt nicht wahrnehmbar sind. Das erste fanden Dodge und ich bei bei tachistoskopischen Wortexpositionen in Kontrollversuchen dann, wenn die Buchstaben zu klein oder zu schwach belichtet oder zu kurze Zeit (0,00025″) exponiert waren, um überhaupt als Buchstaben erkannt zu werden; ebenso, als wir uns in etwas mühsamen Versuchen bei Tageslicht die Aufgabe stellten, Wörter bei längerer Wahrnehmungszeit in einer Entfernung zu lesen, in der die einzelnen Buchstaben und silbenlose Buchstabengruppen nicht mehr identifiziert, nur als formlose dunkle Gebilde erkannt werden konnten [**34**, 156]. In beiden Versuchsreihen gelang es immer aufs neue, selbst längere wohlcharakterisierte Wörter sofort so zu erkennen, daß alle Buchstaben deutlich waren. Auch wenn das tachistoskopisch begrenzte Erkennen im ganzen undeutlich blieb, nur einzelne Silben oder dominierende Buchstaben deutlich erkannt wurden, blieb die genannte Kongruenz für das deutlich wie für das undeutlich Erkannte bestehen. Besonders auffallend endlich sind die Versuche, bei denen das Wort verkannt, ein ähnliches ihm substituiert wurde, obgleich wir als Versuchspersonen überzeugt waren, jeden Buchstaben deutlich gesehen zu haben.

Charakteristisch ist für alle genannten Versuche demnach, daß es für kein Glied und keine Beziehung des Wahrnehmungsinbegriffs einen Weg gibt, durch isolierende Aufmerksamkeit zu scheiden, was in dem vorliegenden Bewußtseinsbestande den gegenwärtigen Reizen, und was den durch sie ausgelösten residualen Erregungen angehört. Beide Komponenten sind miteinander in unlösbarer Verschmelzung unmittelbar gegeben, wie etwa für das unbewaffnete Auge die Bestandteile einer gleichmäßig gelungenen Legierung. Weder die eine noch die andere ist, sowohl für die Empfindungen, wie für jede ihrer Wahrnehmungsbeziehungen, neben oder zwischen, vor oder nach der anderen bewußt. Nur das Produkt ihres Ineinanderwirkens liegt in dem Erkenntnisbestande der Wahrnehmung vor.

Leider ist der von Herbart in anderem Sinne eingeführte Ausdruck „Verschmelzung", wie neuerdings fast jeder psychologische Terminus, längst vieldeutig geworden, gegenwärtig vieldeutiger noch, als aus älteren, sorgsam scheidenden Bemerkungen von Stumpf [**110**, II 127 f.] ersichtlich wird. Er bedarf vor allem einer einschränkenden Bestimmung gegenüber der oben (S. 10 f.) sogenannten assoziativen Verschmelzung qualitativ oder modal verschiedener Empfindungen. Die assoziative Verschmelzung — die nicht auf Empfindungen beschränkt ist — trifft voneinander verschiedene, unter geeigneten Bedingungen voneinander trennbare Bewußtseinsinhalte. Die „*inseparable association*" der beiden Mill ist nicht wörtlich, als untrennbare, gemeint (**7**, 18 f.). Die hier vorliegende apperzeptive Verschmelzung, wie wir sie im Hinblick auf Späteres nennen wollen, trifft dagegen das für unser Bewußtsein schlechthin unauflösbare Ineinander von zentralen

Reiz- und Residualerregungen. Sie geht nicht auf Bewußtseinsinhalte, sondern auf Bewußtseinsbedingungen.

Es war notwendig, diesen Unterschied zu betonen, weil irrtümliche Deutungen der apperzeptiven Verschmelzung vorliegen, die nicht lediglich dem schier hoffnungslos verworrenen landläufigen Sprachgebrauch des Wortes „Vorstellung“ entsprungen sind. Auch das, was H. Spencer und, in wechselvollen Bestimmungen, Wundt „Assimilation“ genannt hat, ist von dem hier entwickelten Gedankengang sorgfältig zu trennen.

Der Eigenart der apperzeptiven Verschmelzung entspricht die Eigenart der sie bedingenden Reproduktion. Damit finden wir uns, wenn wir die eingangs erörterte präformierte Assoziation miteinrechnen, vor dem zweiten Punkt, an dem eine Erweiterung der überlieferten Annahmen über die Reproduktion (S. 14) notwendig wird. Ihnen gemäß ist die Reproduktion ausschließlich eine assoziative, bei der das reproduzierende, wie das reproduzierte Glied selbständige Bewußtseinsinhalte sind. Die assoziative Reproduktion kann insofern auch als selbständige bezeichnet werden. Bei der hier in Betracht kommenden Reproduktion durch Verschmelzung ist selbstverständlich kein assoziativer Zusammenhang zwischen den beiden Komponenten, dem letztlich reproduzierenden Reiz und dem reproduzierten Residuum, vorhanden. Sodann ist keines dieser beiden Glieder, für sich genommen, ein Bewußtseinsinhalt, geschweige denn ein selbständiger. Ich habe die Reproduktion durch Verschmelzung deshalb schon in früheren Arbeiten als unselbständige oder apperzeptive von der assoziativen unterschieden. Ursprünglich habe ich ihre beiden Glieder in Umbildung eines bei Herbart und H. Steinthal vorliegenden Sprachgebrauchs als Perzeptions- und Apperzeptionsmasse, seit längerem weniger mißverständlich, frei von Herbarts mathematisch-psychologischer Bildersprache, als Reiz- und Residualkomponente voneinander getrennt. Einander gleichgeordnet (koordiniert) sind die beiden Arten der Reproduktion nicht. Die apperzeptive Reproduktion ist, wie sich des weiteren zeigen wird, die ursprüngliche Bedingung der Möglichkeit aller individuell erworbenen assoziativen, und zwar unmittelbar aller erworbenen Reproduktion durch Verflechtung, mittelbar aller Reproduktion durch Ähnlichkeit. Sie kann sogar in den Wahrnehmungsgliedern der primären, präformierten Assoziation mitwirken. Generell ist sie nur insofern vorherbestimmt, als das sensorische Gedächtnis präformiert ist.

Deutlicher noch wird der Unterschied der assoziativen und apperzeptiven Reproduktion, wenn wir die Reiz- und Residualkomponente, und daraufhin den Vorgang der apperzeptiven Verschmelzung selbst genauer bestimmen.

Die Reizkomponente läßt sich in weiterem und engerem Sinne nehmen. In jenem bildet ihr erstes Glied der Inbegriff der Reize, d. i. der physischen Vorgänge, die auf unsere Sinnesorgane oder auf freie periphere Endigungen zentripetaler Nerven wirken. Das zweite Glied besteht, wenn wir von den Vorgängen absehen, die für manche Sinnesorgane eine Umformung äußerer physischer Reize in physiologische notwendig machen, in den Erregungsvorgängen dieser Organe oder der freien Nervenendigungen, die durch die Reize affiziert werden. Ein drittes Glied haben wir in den zentripetal verlaufenden, physiologisch allerdings selbst wiederum zusammengesetzten Leitungen dieser Erregungen anzunehmen. Das vierte und letzte Glied, die Reizkomponente im engeren oder eigentlichen Sinne, die für uns allein in Betracht kommt, haben wir in dem Reizanteil der zentralen, wohl ausschließlich kortikalen Erregung zu suchen, der letzten Endes durch die Reize bestimmt ist. So für sich genommen, d. i. als noch unverschmolzen gedacht, ist sie demnach noch nicht Bestandteil, sondern Bedingung des Wahrnehmungsbewußtseins, und eben deshalb, so gefaßt, unbewußte Bedingung des Bewußtseins.

Auch die Residualkomponente der apperzeptiven Reproduktion ist in engerer und weiterer Bedeutung zu nehmen. In der engeren Fassung, die durch das Vorstehende vorläufig allein gefordert ist, besteht sie in dem Inbegriff der Gedächtnisresiduen, die durch die Reizkomponente unmittelbar erregt, in den Residuen also, die durch frühere gleichartige Reize in den sensorischen Zentren aufgespeichert sind. In weiterer Bedeutung umfaßt sie auch diejenigen Erregungen, die, durch die Reizkomponente in zu erörternder Weise mittelbar, assoziativ ausgelöst, gleichfalls der Bestimmtheit des Wahrnehmungsbewußtseins dienen; sie ist, wie schon hier ohne weiteres ersichtlich, nicht fest begrenzbar. In der engeren, festen Begrenzung, in der wir sie vorerst ausschließlich gebrauchen, ist sie demnach der Inbegriff der noch unverschmolzen gedachten zentralen Erregungen, soweit diese durch die Glieder der Reizkomponente unmittelbar bestimmt sind. Sie ist demnach gleichfalls nicht Bestandteil, sondern unbewußte Bedingung des Bewußtseins. Sie umspannt lediglich die unmittelbar erregten Residuen der Wahrnehmungsinhalte, die in früheren Wahrnehmungen immer aufs neue gegeben waren, die Residuen also zu der abstrakten Allgemein- oder Einzelvorstellung, die sich auf Grund wiederholten Wahrnehmens anfangs unwillkürlich als schematische abstrakte Vorstellung [**33**, 491] gebildet hat.

Wie der Inhalt der Gegenstände unseres Denkens überhaupt, zeigen auch diese abstrakten Vorstellungsinhalte im allgemeinen einen verwickelten Bau. Die Merkmale, die ihren Inhalt zusammensetzen, sind zumeist nicht gleichwertig. Die logische Scheidung zwischen eigenen und gemeinsamen, gleichen und ungleichen, konstanten und veränderlichen, wesentlichen und unwesentlichen Merkmalen ist bei ihnen wie bei allen Gegenständen des Denkens eine verfließende. Stets fast dominieren einzelne Merkmale über die anderen, sei es, daß sie insbesondere charakteristisch sind und deshalb größere diagnostische Bedeutung haben, sei es, daß sie die Aufmerksamkeit deshalb unwillkürlich fesseln, weil ihre emotionalen Wirkungen stärker sind. Auch sonst sind die abstrakten Vorstellungen nicht starre Gebilde, selbst wenn sie auf Grund wiederholter Wahrnehmungen verdichtet sind. Denn diese Wahrnehmungen sind nur ausnahmsweise wesentlich gleichförmig. Sie bilden zumeist Gruppen unter sich verbundener Inhalte von labilem Gleichgewicht gegeneinander. Und Entsprechendes gilt von den Gedächtnisresiduen dieser Bewußtseinsinhalte. Dazu kommt, wie schon oben festzulegen war, daß auch die Residuen der abstrakten Vorstellungen im Gedächtnis nicht isoliert gegeneinander beharren, sondern selbst wieder Glieder mannigfacher residualer Inbegriffe sind. Sie beharren in assoziativen Verflechtungs- und Ähnlichkeitszusammenhängen mit den Residuen aller der früher wahrgenommenen Merkmale und Beziehungen, für die gegenwärtige Reize fehlen, soweit das Gedächtnis diese festgehalten hat. Die

Residuen der benannten Gegenstände beharren außerdem in den Verflechtungs- und, unter Umständen, den (onomatopoetischen) Ähnlichkeitsbeziehungen zu den Residuen der sie selbst, ihre Merkmale, Bestandteile und Beziehungen bezeichnenden Worte. Und fast niemals handelt es sich in diesen umfassenderen Inbegriffen lediglich um solche einfach ansteigenden Umfangs. Mathematisch ausgedrückt: fast alle Residualinbegriffe sind, wie die Bewußtseinsinhalte, denen sie entstammen, teils echte, teils unechte Teilmengen von Mengen größerer Mächtigkeit. Überdies kreuzen alle diese Mengen einander nicht nur vielfach, sondern verfließen auch mannigfach ineinander [**29**, Kp. 21, 24, 27, 28]. So wird die Residualkomponente, wenn wir die mittelbaren, assoziativen Wirkungen der gegenwärtigen Reize hinzunehmen, die hier noch nicht zur Erörterung stehen, in weiterem Sinne zu einem Gebilde von meist höchst verwickeltem Zusammenhang.

Es waren logische Gesichtspunkte, von denen aus im Vorstehenden die Residualkomponente im engeren Sinn als Inbegriff der für sich genommen unbewußten unmittelbar ausgelösten Residualerregungen zu abstrakten Vorstellungen charakterisiert wurde. Wir betrachten nunmehr ihr psychologisches Seitenstück.

Am deutlichsten tritt dies trotz allen Streites, den die Widerstandskraft des Überlieferten gegen Neues heraufbeschworen hat, in den tachistoskopischen Wortexpositionen zutage. Was hier an residualem Gehalt durch die Reizkomponente unmittelbar erregt wird, ist bei adäquatem Erkennen der Inbegriff der Züge, durch die das eingeprägte Wort optisch als ein relativ selbständiges Ganzes erfaßt wird, also das Residuum der durch Einprägung verdichteten optischen Gesamtform des Wortes, das, was Dodge und ich früher auch als den optischen Worttypus bezeichnet haben [**34**, 140, 147 f., 155 f., 167, 176 f.]. Von diesem Gesichtspunkt aus erscheint auch die enger gefaßte Residualkomponente noch in zweifacher Form. „In weiterer Bedeutung“, schrieben wir schon damals, „umfaßt die Gesamtform lediglich den Inbegriff der gröberen Züge eines Worts, welche deutlich bleiben können, auch wenn“ — wie unsere Kontrollversuche gezeigt hatten — „kein einzelner von den Buchstaben erkennbar ist, die das Wort konstituieren. In engerer Bedeutung schließt sie alle die Einzelheiten ein, in denen die schwarze Zeichnung der Buchstaben mit den weißen Flächen des Untergrundes kontrastiert. Mit anderen Worten: die Gesamtform des simultan deutlich erkannten Worts ist von der Gesamtform des ebenso, aber undeutlich erkannten Worts in gleicher Weise verschieden, wie etwa eine rohe Skizze eines Gegenstandes von einer sorgfältig in allen Details ausgeführten Zeichnung." Analoges gilt natürlich, wenn das Wort mehr oder weniger verkannt, also statt der adäquaten Residualkomponente eine nur ähnliche erregt ist. Selbstverständlich war uns schon damals, wie dem aufmerksamen Leser leicht ersichtlich werden konnte, daß auch die Gesamtform im weiteren Sinne durch „determinierende" oder „dominierende" Buchstaben mitbestimmt ist, insbesondere also durch solche, die innerhalb des Worts über die mittlere Buchstabenlinie empor-, oder unter die Zeile hinunterreichen. Sie bilden eben integrierende Bestandteile der Gesamtform. Was wir auf Grund unserer Versuche bestreiten mußten, war lediglich die Funktion, die ihnen für ein buchstabierendes Lesen des Geübten zugeschrieben worden war und noch jetzt gelegentlich zugeschrieben wird [**34,** 51 f.]. Auch der noch immer hier und da gangbar erscheinende Mittelweg, daß die Wirkung des Gesamtcharakters eines Worts „simultan sei, während die dominierenden Buchstaben sukzessive Bewußtseinsinhalte auslösen" [**71,** 176], ist bei unmittelbarem und unergänztem Erkennen ausgeschlossen. Wir stoßen also aufs neue auf den oben (S. 45) sogenannten Inbegriffscharakter.

Daß völlig Analoges auch für das repräsental unergänzte Erkennen s a c h l i c h e r Wahrnehmungsinhalte zutrifft, auch bei interesselosem kurzzeitigen Wahrnehmen, bedarf nach dem allen keiner weiteren Ausführung. Aus der ursprünglichen Erörterung von Ehrenfels, aus den früheren Bemerkungen von Dodge und mir, sowie aus der Literatur über die „Gestaltqualität" lassen sich die Belege häufen. Nur müssen die Deutungen der letztgenannten Quellen von allen den Annahmen losgelöst werden, die abgeleitete V o r s t e l l u n g e n an die Stelle der Residualkomponente setzen, falls der Begriff der Vorstellung nicht so weit gefaßt ist, daß auch „unbewußte Vorstellungen" zugelassen werden. Um den Anlaß zu Mißverständnissen sowie den unzulänglichen Deutungen aus den Assimilationshypothesen Spencers und Wundts weiter einzudämmen, sei nochmals gesagt, daß die Reizkomponente der Wahrnehmungen nicht in einem dem Erkennen vorausgehenden Wahrnehmungsbestand, die Residualkomponente nicht in irgendwelchen Repräsenten besteht, die vor, neben oder zwischen dem erkannten Wahrnehmungsinhalt auftreten.

Weitere Bestimmungen der beiden Komponenten des erkennenden Wahrnehmens vertrauter Gegenstände, das wir nach wie vor noch als repräsental unergänztes fassen, ergeben sich, wenn wir nunmehr den Verschmelzungsprozeß selbst genauer erörtern, in dem die Reizkomponente mit der Residualkomponente zusammenfließt.

Fassen wir beide Komponenten in dem oben festgestellten engeren Sinn, so läßt sich die Zeitbeziehung zwischen ihnen unschwer feststellen. Denn wir dürfen annehmen, daß der durch die peripheren Glieder der Reizkomponente ausgelöste kortikale Erregungsvorgang, soweit er vorweg als ein psychophysischer gedeutet werden darf, von Anfang an in einen Reiz- und einen Residualanteil zerfällt. Sie sind demnach simultan wirksame Komponenten des Verschmelzungsprozesses. Nur die drei ersten Glieder der Reizkomponente im weiteren Sinn (S. 49) sind zeitlich früher. Dynamisch sind die Beziehungen jedoch andere. Bei psychophysiologischer Erwägung ist die Reizkomponente das dynamisch primäre, weil reproduzierende, die residuale das sekundäre Moment. Rein psychologisch genommen, auf den Bewußtseinsbestand bezogen, gibt die Residualkomponente dagegen den stärkeren Verschmelzungsanteil. Sie ist es, die das Wahrnehmen überall zum Erkennen macht. Sie liefert außerdem überall da, wo die Deutlichkeit des Erkennens größer ist, als die Reiz- und die peripheren Erregungsbedingungen für sich gestatten würden, noch abgesehen von der Aufmerksamkeit ein Verdeutlichungsmoment. Nicht bloß bei tachistoskopischen Versuchen. Wir erkennen auch unter gewöhnlichen Bedingungen uns vertraute Worte und sachliche Gegenstände, einen Namen, einen Strauch, ein Geräusch, einen Klang usw., bei einer Belichtung, einer Entfernung, einer geringen Intensität, die dem Unorientierten ein Erkennen unmöglich machen, weil keine Einzelheit deutlich wird. Sie bestimmt in weitem

Maße den Bestand und den Verlauf unserer Aufmerksamkeit. Besonders auffallend zeigt sich ihre, unser wahrnehmendes Erkennen beherrschende Wirksamkeit im illusionierenden Verkennen aller Arten: beim Verlesen und Verhören, in der noch zu besprechenden Erwartungsspannung der Aufmerksamkeit, in den meist affektiven Illusionen innerhalb der Breite des normalen Lebens, in der Narkose und Hypnose, bei funktionellen nervösen Störungen und bei mannigfachen Formen der eigentlichen Geisteskrankheiten.

Physiologisch läßt sich der Verschmelzungsprozeß demzufolge nach Art des Parallelogramms der Kräfte deuten. Den Erregungsanteilen der Verschmelzungskomponenten entsprechen die beiden Seiten des Parallelogramms; ihr Zusammenwirken in dem tatsächlichen kortikalen Erregungsverlauf vollzieht sich in diagonaler Richtung. Dazu stimmt das Wenige, was wir über die Vorgänge in den kortikalen Sinneszentren vermuten dürfen. Die zu ihnen hingeleiteten Reizerregungen verlaufen in den Bahnen der früheren entsprechenden Erregungen. Sie treffen demnach in denselben kortikalen Punkten ein und gehen in den kortikalen Bahnen weiter, die durch die früheren gleichartigen Erregungen residual modifiziert, nach dem üblichen Bilde „ausgeschliffen“ sind.

Wird, wie hier, vorausgesetzt, daß dem physiologischen Verschmelzungsprozeß ein seelischer parallel geht, der in der repräsental unergänzten Wahrnehmungserkenntnis gegeben ist, und ferner an der schon anfangs (S. 3) erläuterten Korrelation zwischen Bewußtseinsinhalt und Bewußtseinsvorgang festgehalten, dann liegt es nahe, den seelischen Verschmelzungsprozeß gleichfalls gemäß dem mechanischen Symbol des Kräfteparallelogramms aufzufassen. Inwieweit mit Recht, bleibe hier dahingestellt. Denn die Entscheidung über einen seelischen Bestand der Verschmelzungskomponenten (und ihren Zusammenfluß) ist durch die vorliegenden Daten nur insoweit gesichert, als auch die seelischen Komponenten der Verschmelzung, für sich genommen, als unbewußte Bedingungen des Bewußtseins angenommen werden müssen. Im übrigen hängt die Antwort auf diese psychologische Grenzfrage nicht an den reproduktionspsychologischen Daten, Postulaten und Hypothesen, sondern an allgemeinen biologischen und erkenntnistheoretischen Erwägungen. Dementsprechend werden alle Annahmen reproduktionspsychologischer Daten durch jene allgemeinen Voraussetzungen, wie nochmals betont werden mag, nicht berührt.

Zwei Konsequenzen aus den vorstehenden Erläuterungen des apperzeptiven Verschmelzungsvorgangs und seiner Komponenten, eine logisch-psychologische und eine psychophysiologische, mögen den Beweisgang beschließen. Beide verdanke ich der Anregung aus Gesprächen mit E. Becher.

Die erste besteht in einer weiteren Bestimmung der abstrakten Vorstellungen, deren Residuen die Residualkomponente in engerem Sinne bilden. Es liegt fürs erste im Wesen jeder abstrakt allgemeinen Vorstellung, daß sie in Ansehung ihrer Arten, erst recht also der konkreten Einzelvorstellungen, die ihr untergeordnet sind, unbestimmt ist. Sie ist in dieser Hinsicht so weit, also auch so unbestimmt, daß sie als Verschmelzungskomponente für alle ihre Arten und konkreten Gegenstände dienen kann. Sie verliert diese Unbestimmtheit auch nicht, wenn sie in dem oben (S. 50) erörterten Sinn genauer ausgeführt ist. Analoges gilt natürlich auch von den abstrakten Einzelvorstellungen eines und desselben wiederholt wahrgenommenen veränderlichen Gegenstandes hinsichtlich der Spezialvorstellungen und schließlich der momentanen Präsente, aus denen sie abgeleitet sind. In besonderem Maße endlich ist dem Inbegriffscharakter der Wahrnehmungen, wie wir statt Gestaltqualität sagen wollten (S. 47f.), diese Unbestimmtheit eigen. Er ist ja lediglich der intellektuell verselbständigte Inbegriff der Beziehungen, die jeden Gegenstand der Wahrnehmung zu einem Ganzen stempeln, dessen Inhalt also alle materialen Glieder so weit frei läßt, daß, wie bei der Klangfolge einer Melodie, sehr verschiedenartige Wahrnehmungsinhalte ihr zugeordnet werden können. Die Konsequenz aller dieser Unbestimmtheiten ist, daß die Residualkomponente nicht nur der Verschmelzung wiederholter gleicher, sondern, wie wir von vornherein terminologisch zum Ausdruck brachten, wiederholter gleichartiger, d. i. einander nur ähnlicher Reize dient. Allerdings ist das *cum grano salis* zu verstehen. Die eigentlich reproduzierenden Momente sind das, was diese Reize einander ähnlich macht, das also, was in ihnen das Gleiche ist. Die in erster Linie reproduzierten residualen Momente bleiben demnach das, was durch die gleichen Reizmomente dem Gedächtnis eingeprägt ist.

Die zweite, psychophysiologische Konsequenz bezieht sich auf das Verhältnis der apperzeptiven zur assoziativen Verschmelzung. Die psychologischen Verschiedenheiten beider sind oben (S. 10) schon erörtert worden. Ihnen entsprechen unter Voraussetzung parallelistischer Hypothesen physiologische. Was uns das Recht gibt, in dieser Hinsicht hier wie dort von Verschmelzung zu reden, ist dadurch gegeben, daß in beiden Fällen ein Zusammenfließen von zentralen nervösen Erregungen postuliert werden muß. Bei der assoziativen Verschmelzung von nur qualitativ verschiedenen Empfindungen vollziehen sie sich innerhalb eines und desselben Sinneszentrums. Sind die Empfindungen modal unterschieden, so haben wir — in präformierten Bahnen ablaufende — Verschmelzungsvorgänge zwischen den entsprechenden Zentren anzunehmen. Analoges gilt natürlich auch dann, wenn die Verschmelzungen bei Repräsenten, oder bei verwickelteren Vorstellungsgebilden auftreten, die durch solche Repräsente fundiert, aber gedanklich ausgearbeitet sind. Was jedoch in diesen Fällen zur Verschmelzung gelangt, sind gleichviel wie bedingte, bei den Empfindungen durch apperzeptive Verschmelzung zustande gekommene zentrale Erregungen; bei der apperzeptiven Verschmelzung dagegen bleibt es bei der Verschmelzung von Reiz und Residuum. Nur sind die Unterschiede auch hier lediglich repräsentative Typen, wie schon die elementare Form der assoziativen Verschmelzung nur qualitativ verschiedener Empfindungen zeigt. Hier fließen apperzeptive und assoziative Verschmelzung in einem Vorgang zusammen.

Somit darf der Beweis als erbracht angesehen werden, daß der Erkenntnisbestand des repräsental unergänzten Wahrnehmens vertrauter Gegenstände eine apperzeptive oder Verschmelzungsreproduktion erfordert. Auch die zweite, entscheidende Erweiterung des Begriffs der Reproduktion (S. 48) ist also gesichert. Inwieweit damit das Fundament der Reproduktionspsychologie gelegt ist, wird sich weiterhin ergeben. Deutlich wurde zugleich, daß durch diese Erweiterung nichts Unerhörtes dem Bestand der Psychologie zugeführt, sondern lediglich die Konsequenz gezogen ist, die sich aus altbekannten, allseitig anerkannten und objektiv sicheren Gewohnheitswirkungen des sensorischen Gedächtnisses ergibt.

Wenn im Folgenden trotzdem an einer ungewohnt gewordenen Bezeichnungsweise für diesen Reproduktionsprozeß sowie die weiterhin aus ihm abzuleitenden festgehalten wird, so geschieht dies aus historischen Billigkeits- und guten sachlichen Gründen. Herbart gebührt das Verdienst, den Begriff der Apperzeption, den Leibniz in unklarer psychologischer Bedeutung geprägt und Kant im Sinne seiner transszendentalen Methode erkenntnistheoretisch umgebildet hat, aufs neue psychologisch fruchtbar gemacht zu haben. In der sprachpsychologischen Literatur hat diese Namengebung durch Steinthals anregende Forschungen [**108**] festen Bestand gewonnen. Die Zeiten der Herbartischen Psychologie, der Steinthal und seine grammatischen Anhänger, wie insbesondere ursprünglich Hermann Paul [87] in allem hier Wesentlichen Folge geleistet haben, sind vorüber. Sie waren es verhängnisvoller Weise schon, als Steinthals zusammenfassendes Werk erschien. Seitdem hat sich in direktem Anschluß an Leibniz' zerstreute Bemerkungen [**15**; **54**; **98**; **109**] ein neuer Sprachgebrauch für das Wort „Apperzeption" gebildet, den, wie oben erwähnt, Helmholtz gelegentlich benutzt hat. Erst in W. Wundts mannigfach variierten Hypothesen über Apperzeption und Aufmerksamkeit hat er jedoch weite und weit auseinanderfließende Verbreitung gefunden. Der Einspruch gegen diese Hypothesen hat sich von Jahr zu Jahr verstärkt. Die gegenwärtige Verwirrung in der Lehre von der Aufmerksamkeit wird zu einem nicht geringen Teil gehoben werden, wenn dieser für sie auch in Wundts jüngsten Fassungen völlig überflüssige terminologische Zusatz wieder entfernt wird. Der Ausdruck gewinnt aufs neue feste, von all dem Mystischen, das in ihn hineingelegt worden ist, freie Bedeutung, wenn wir den Inbegriff der Reproduktionsvorgänge, die durch gegenwärtige Wahrnehmungsreize im entwickelten Bewußtsein, unmittelbar und mittelbar den Wahrnehmungsinhalt bestimmend, ausgelöst werden, als Apperzeption bezeichnen. Es ist dabei nur darauf zu achten, daß es sich nicht um eine Erneuerung, sondern um eine wesentliche Umbildung des Herbartischen Gedankenkreises und Sprachgebrauchs handelt.

Das repräsental unergänzte wahrnehmende Erkennen vertrauter Gegenstände ist demnach ein apperzeptiver Vorgang, gleichviel ob es mit Aufmerksamkeit oder ohne solche erfolgt. Es ist lediglich durch seine reproduktiven Glieder, nicht also durch Aufmerksamkeit, apperzeptiv bedingt. Die Reproduktion durch Verschmelzung oder die unselbständige Reproduktion ist zugleich die apperzeptive κατ' ἐξοχήν.

Anschaulich läßt sich unser Ergebnis in einem Symbol wiedergeben, das ich bei früherer Gelegenheit abgeleitet habe. Ich möchte es hier in etwas vereinfachter, veränderter Form erneuern. Die Reizkomponente *($R_z K$)* sei durch Π_φ, die residuale *($R_s K$)* durch A_φ bezeichnet. Die griechischen Lettern sollen andeuten, daß es sich in beiden um unbewußte Bedingungen des Bewußtseins handelt, die beiden Indices φ, daß beide Komponenten in ihrer Verschmelzungsfunktion ($\int$) genommen sind. Der mit dem Wahrnehmungsinhalt *(W I)* kongruierende Erkenntnisinhalt *(E I)*, der den erkannten Gegenstand gibt *(E G)*, läßt sich dann durch $\int P_v A_v$ wiedergeben. So entsteht ein Symbol, das im Hinblick auf weiterhin zu Erörterndes als Apperzeptions-Symbol, und zwar als erstes überschrieben ist:

Apperzeptions-Symbol I:

$$\frac{\begin{array}{c} R_z K = \Pi_\varphi \\ R_s K = A_\varphi \end{array}}{W I \cong E I = E G = \int P_v A_v}$$

Kapitel IV

Die apperzeptive Verschmelzungsreproduktion als notwendige Bedingung des wahrnehmenden Erkennens überhaupt

Das bisher gewonnene Ergebnis, demzufolge repräsental unergänzte Wahrnehmungen vertrauter Gegenstände im entwickelten Bewußtsein als Grenzfälle vorhanden sind, und die Erklärung ihrer Möglichkeit war nur ein Mittel zu dem Zweck, die Funktionen der apperzeptiven Reproduktion nachzuweisen. Ihre Wirksamkeit auf den Bestand und die Vorgänge des Erkennens reicht über dies Gebiet weit hinaus.

Wir gehen, um diesen Beweis zu führen, vorerst auf die Voraussetzung zurück, daß die apperzeptive Verschmelzung nur gleichartige, ähnliche, nicht lediglich gleiche Reize fordert (S. 55f.), und damit auf die Tatsache, daß, streng genommen, niemals zwei aufeinanderfolgende Sinneswahrnehmungen eines und desselben Gegenstandes einander völlig gleich sind. Es ist schon in unseren Sinneswahrnehmungen nicht alles, sondern nichts schon dagewesen. Ihre objektiven wie ihre subjektiven Bedingungen sind in beständigem, ewig neuen Fluß. Wir sehen in Fällen der Wiederholung ein und dasselbe Objekt in anderer Entfernung, anderer Belichtung, von anderen Seiten, mit verschieden gespannter Aufmerksamkeit, in verschiedener Stimmung. Und Analoges gilt von den anderen Sinnesgebieten. Sogar jede einzelne länger dauernde Wahrnehmung, die veränderte Bedingungen einschließt (so jede optische, die reagierende Augenbewegungen herbeiführt), insbesondere jede analysierende, bildet, wie ich an anderem Orte ausgeführt habe [**33,** 510f.], eine Wahrnehmungs*reihe*, die von Glied zu Glied andere Wahrnehmungsbestände aufweist. Wo die Wahrnehmung zur analysierenden Beobachtung gesteigert ist, wird jedes spätere Glied von den früheren abhängig, um deren Ergebnisse bereichert. Die Residuen der abstrakten Vorstellungen, welche die Verschmelzungskomponente für die aufeinanderfolgenden Wahrnehmungsglieder bilden, bewähren in allen diesen Fällen ihre oben (S. 55) besprochene Weite, durch deren Unbestimmtheit sie verschiedenen Reizinbegriffen angepaßt sind. In den strengeren Beobachtungsreihen funktionieren sie in immer größerer Bestimmtheit. Man denke etwa an eine Beobachtungsreihe, durch die ein ungeübter Mikroskopiker allmählich auch feinere Details im Objekt erkennt, ein ungeschulter Historiker nach und nach eine schwierige Handschrift entziffern lernt.

Anschaulich wird der Vorgang einer solchen Glied für Glied wechselnden apperzeptiven Reproduktion, wenn wir die Verschmelzungskomponenten in den Inbegriff der ihr entsprechenden abstrakten Vorstellung übersetzen. Nehmen wir an, daß wir einen Tisch von verschiedenen Seiten aus und in verschiedenen Entfernungen betrachten und weiterhin an verschiedenen Stellen betasten. Die abstrakte Einzelvorstellung des verwickelten Inbegriffs, dessen Residuen daraufhin die einzelnen Verschmelzungen bedingen, läßt sich nicht besser beschreiben, als dies Helmholtz in der ersten Auflage seiner physiologischen Optik getan hat: „Die Vorstellung eines räumlich ausgedehnten Körpers, z. B. eines Tisches, schließt ein eine Masse von einzelnen Beobachtungen. Es liegt darin inbegriffen die ganze Reihe von Bildern, welche dieser Tisch mir gewähren würde, wenn ich ihn von verschiedenen Seiten und aus verschiedenen Entfernungen her betrachten würde, ferner die ganze Reihe von Tasteindrücken, welche ich erhalten würde, wenn ich meine Hände nacheinander an die verschiedenen Stellen seiner Oberfläche legen würde. Eine solche Vorstellung von einem einzelnen individuellen Körper ist also in der Tat schon ein Begriff, welcher eine unendliche Anzahl von einzelnen, aufeinander folgenden Anschauungen unter sich begreift, die alle aus ihm abgeleitet werden können, ebenso wie der Gattungsbegriff Tisch wiederum alle einzelnen Tische in sich begreift und deren gemeinsame Eigentümlichkeiten ausspricht" [**44,** 414,6; **49,** 76]. Wir haben diese Charakteristik von dem Vorstellungsbau einer abstrakten Einzelvorstellung psychologisch nun dahin zu berichtigen, daß sie die einzelnen Beobachtungsergebnisse lediglich günstigsten Falls in Form schwacher, unterbewußter Repräsente einschließt. In der Regel sind die einzelnen „Bilder" nicht vollständig in ihrem Bewußtseinsbestande enthalten, sondern können nur „aus ihm abgeleitet" werden. Ihre Variationen gelten natürlich auch für die Residualkomponente. Die unselbständige Reproduktion durchsetzt demnach das ganze Gebiet wiederholter Sinneswahrnehmungen des entwickelten Bewußtseins, die Residuen zu abstrakten Allgemein- und Einzelvorstellungen hinterlassen haben.

Aber — damit gelangen wir zu einem entscheidenden Punkt — kann die reproduktive Verschmelzung, eben als re-produktive, nur da eintreten, wo wiederholte Wahrnehmungen vorausgegangen sind, deren Residuen als Dispositionen zu Verschmelzungskomponenten erregt werden können? Immer wieder treten doch neue Präsente intellektueller oder emotioneller Art ins Bewußtsein, sei es, daß sie durch unvorhersehbare periphere Reize, sei es — bei funktioneller Auslösung — durch ungeahnte zentrale Erregungen hervorgerufen sind.

Die nächstliegende Erledigung dieser Frage besteht scheinbar in der Annahme, daß wir hier eben vor den Grenzen stehen, die aller Reproduktions-Psychologie ihrem Wesen nach gezogen sind. Eine solche Einschränkung wäre indessen so verfehlt, wie sie naheliegend ist.

Fürs erste ist daran zu erinnern, daß wir, unserem Ausgangspunkt entsprechend, nicht den Bestand und die Auslösungsbedingungen der Bewußtseinsinhalte überhaupt, sondern lediglich das wahrnehmende Erkennen zu untersuchen hatten, in dem wir sie gegenständlich erfassen. Demgemäß haben wir die oben gestellte Frage dahin zu formulieren, ob und gegebenen Falles inwieweit nicht nur wiederholte, sondern alle Wahrnehmungen des entwickelten Bewußtseins, also auch die neuen, zum ersten Mal auftretenden, einen Verschmelzungsprozeß und damit apperzeptive Reproduktion voraussetzen.

Um eine Antwort auf die so eingeengte Frage zu finden, präzisieren wir vorerst, was unter „neuen Sinneswahrnehmungen" innerhalb des entwickelten Bewußtseins zu verstehen ist. Wir erinnern uns dabei, daß alle Wahrnehmungen innerhalb dieses Bereichs geordnete Inbegriffe von Empfindungen sind. Das Neue kann also nur entweder in den „Attributen" [**112**, § 1] der Empfindungen, ihrer Qualität und ihrer Intensität, sowie den mit ihnen gesetzten oder durch sie bedingten Folgebestimmungen, etwa ihrer Eindringlichkeit und ihres emotionalen Gehalts liegen, oder aber in der Art ihrer Ordnung, oder endlich in beiden zu finden sein. Niemals aber kann es im entwickelten Bewußtsein möglich werden, daß alle diese Elemente oder alle diese Beziehungen völlig unerhört sind.

Auch eine nie vorher von uns gesehene Farbe, ein nie vordem gehörter Klang, ein durchaus fremdartiges Geräusch ist bei seinem Auftreten etwa als bunte Farbe, der zweite als Klang von gewisser Intensität und Höhe, das dritte etwa als zischendes Geräusch bewußt, damit auch als Farbe, Klang, Geräusch, jedes dieser Wahrnehmungsglieder ferner als Empfindung oder Empfindungskomplex, letztlich als gegenständlicher Bewußtseinsinhalt gegeben. In allen Fällen also finden wir, logisch gesprochen, Gattungsinbegriffe verschiedener Höhe, denen das Neue eingeordnet ist, in psychologischer

Fassung also residuale Verschmelzungskomponenten, durch deren unselbständige Reproduktion sich die Einordnung tatsächlich vollzieht. Noch anders ausgedrückt: es sind nur neue Modifikationen von Farben, Klängen, Geräuschen, Empfindungen usw., für deren Apperzeption die Residuen dieser Gattungen bereit liegen, im allgemeinen so, daß der Ort dieser neuen Empfindungen oder Empfindungsinbegriffe innerhalb der vorhandenen Ordnungsreihen ein fest bestimmter ist. Bei den Empfindungskomplexen (den analysierten Klängen und den Geräuschen) wirken außerdem meist auch Residuen bereits bekannter Empfindungen mit. So weit diese apperzeptiven Vorbestimmungen reichen, findet also auch hier Verschmelzung durch unselbständige Reproduktion statt. Eine partielle Apperzeption also, wenn es gestattet ist, diesen Ausdruck auch für einfache Bewußtseinsinhalte zu gebrauchen, ist im entwickelten Bewußtsein schon bei den Empfindungsgliedern der wahrgenommenen Inbegriffe ausnahmslos vorhanden.

Nicht minder deutlich ist die apperzeptive Bestimmtheit der neuen Beziehungen, in denen die Empfindungen als Glieder gegeben sind. Für die Raum- und Zeitordnung des optisch oder akustisch, motosensorisch und taktil Wahrgenommen, dem Nacheinander, dem Zugleichsein wie dem Nebeneinander wirken alle die apperzeptiven Hilfen mit, die wir, wie die „Lokalzeichen“, früh erfahrungsmäßig erworben haben. Dazu kommt, daß ein in seiner Konfiguration neuer Gegenstand, eine fremdartige Pflanze, ein fremdes Tier, eine neue Maschine oder ein neues Instrument, stets mannigfache Bestandteile, speziellere Inbegriffe, enthält, die uns vertraut sind: Blätter und Stengel, Rumpf und Gliedmaßen, Räder und Schrauben, die wir als solche erkennen. Immer ferner sind es irgendwelche Gegenstände im Raum, deren Begrenzung wir mehr oder weniger deutlich erkennend wahrnehmen.

Durchaus Analoges gilt natürlich, wie wohl keiner Ausführung bedarf, von neuen, fremdartigen, vielleicht für uns unerhörten, „funktionell“ neuen intellektuellen Gebilden, deren wir uns wahrnehmend bewußt werden. Selbst wo wir auf diesem oder dem erst behandelten Bereich schwanken, wohin wir den Gegenstand einordnen sollen, setzt jedes Glied dieses Schwankens und jede der möglichen Einordnungen bereits apperzeptive Hilfen voraus.

Kurz, die Gegenstände der Sinneswahrnehmung sind, seien sie noch so neu oder unbestimmt, bis hin zu einem „*I know not what*“ im Raume, im entwickelten wahrnehmenden Bewußtsein erkannt. Sie werden durchgängig mit Hilfen erfaßt, die das entwickelte Bewußtsein darbietet. Es gibt für unser entwickeltes sinnliches Wahrnehmen — das ist die Ergänzung des „Nichts schon dagewesen“ — nichts absolut Neues. Indem es wahrgenommen wird, ist es irgendwie auf Vorhandenes bezogen, ihm eingeordnet, selbst dann, wenn es revolutionär weite Gebiete der erworbenen Ordnung über den Haufen wirft.

Wie aber verhält es sich mit dem unentwickelten sinnlichen Wahrnehmungsbewußtsein, gar dem primitiven, aller individuellen Entwicklung vorausgehenden und zugrunde liegenden? Fließen diesem nicht unaufhörlich absolut neue Wahrnehmungen zu, solche also, die jede individuell erworbene, apperzeptive Verschmelzung bedingende Bereitschaft ausschließen? Fehlen demnach hier nicht alle Bedingungen unselbständiger Reproduktion?

Auch diese Fragen sind zu verneinen. Wir gehen, um dies zu zeigen, von der schon Aristoteles bekannten [**3**, I 1, 184a] Tatsache aus, daß unser wahrnehmendes Erkennen nicht vom Besonderen anfängt und von da registrierend und abstrahierend, oder induzierend zum Allgemeinen aufsteigt, sondern vielmehr von vornherein den entgegengesetzten Weg einschlägt. Die ersten, primitiven Wahrnehmungen des Kindes, die vielleicht schon vor der Geburt für einige Sinne anheben, sind nicht konkret bestimmt, sondern in ihrem qualitativen Gehalt wie in ihren Beziehungen unbestimmt allgemein [**29**, § 122]. Selbst wenn die Empfindungen von Anfang an qualitativ und intensiv wohlcharakterisiert wären, bliebe doch ihre räumliche und zeitliche Ordnung für uns, die wir nicht mit präformiert koordinierter Beweglichkeit unserer Glieder ausgestattet sind, noch unbestimmt. Wir lernen die Sinneswahrnehmungen im Gesichtsraum, wie insbesondere die Erfahrungen an operierten sogenannten Blindgeborenen zeigen, erst allmählich. Langsam determinieren sich die unscharf begrenzten und unscharf gegliederten Wahrnehmungen zu wohl begrenzten und gegliederten, heben sie sich unter Mitwirkung des Spiels der Gliedmaßen und der beweglichen Sinnesorgane als verschiedenen Sinnesgebieten gehörig voneinander ab, als Farben, Geräusche, Klänge, Drucke usw. Von Anfang an hinterlassen diese unbestimmt allgemeinen Wahrnehmungen in unserem generell präformierten Sinnesgedächtnis Residuen, die für alle weiteren Wahrnehmungen durch unselbständige Reproduktion als Verschmelzungskomponenten wirken. Analoges gilt offenbar für die Zeitordnung. Lange demnach vor der Möglichkeit einer Namengebung, auch nur der Möglichkeit irgendein Wort zu verstehen, selbst ehe die Aufmerksamkeit in Funktion tritt, der Unterschied des Ober- und Unterbewußtseins also nur durch Intensitätsabstufungen der Empfindungen und Emotionen vorbereitet ist, also auch bevor irgendeine Spur von gedanklichen Vergleichen vorliegt, apperzipiert das Kind ein zum erstenmal gesehenes Gelb als Farbe, einen neuen Klang als Ton oder als Inbegriff von Tönen, einen bis dahin nicht geahnten Schmerz als solchen. Man darf das nur nicht dahin mißverstehen, als ob diese Gattungen als solche bewußt oder gar benannt wären. Es ist nur gesagt, daß die Prozesse, durch die sich die Residuen der ursprünglichen unbestimmt allgemeinen Vorstellungen auf Grund wiederholter, fortschreitend bestimmter Wahrnehmungen in abstrakt allgemeine verwandeln, sofort ihren Anfang nehmen. Bald auch wird unter Beihilfe der Sprache ein vorliegendes Konkretes ohne jede Ergänzung als ein Allgemeines, das von mir in logischem Zusammenhang so genannte Einzel- oder typisch Allgemeine bewußt.

Damit kommen wir für die unselbständige Reproduktion zu der oben bereits angezeigten Konsequenz, welche weit über die Funktionen hinausführt, die wir aus den wiederholten Sinneswahrnehmungen vertrauter Gegenstände abzuleiten hatten. Der Einfachheit halber sehen wir bei ihrer Formulierung von den ersten Anfängen des Erkennens ab. Alles sinnlich wahrnehmende Erkennen des entwickelten Bewußtseins, auch das neuer Gegenstände, gleichviel welcher Herkunft, **enthält** ein Wiedererkennen, insofern jedes solche Erkennen einen unterordnenden Verschmelzungsvorgang einschließt, also unselbständige Reproduktion zur Voraussetzung hat. Kurz, alles wiederholte sinnlich wahrnehmende Erkennen **ist** ein Wiedererkennen, da die Verschmelzung für jedes seiner Glieder und jede seiner Beziehungen gilt. Freilich ist das hier gemeinte Wiedererkennen nicht dasjenige des landläufigen Sprachgebrauchs. Von diesem eigentlichen Wiedererkennen wird später zu handeln sein. Daraus ergibt sich die weitere Folgebestimmung: Alle individuell erworbene assoziative Reproduktion auf Grund vorliegender Sinneswahrnehmung hat die apperzeptive zur Grundlage, die sekundäre Reproduktion durch Verflechtung zur unmittelbaren, diejenige durch Ähnlichkeit zur mittelbaren. Sie kann allerdings erst im Fortgange unserer Untersuchung gesichert werden.

Vorerst ist noch eine Entscheidung darüber zu treffen, ob es im entwickelten Bewußtsein unwahrgenommene, also unapperzipierte unterbewußte, d. h. unerkannte Inhalte gibt.

Bei den Sinneswahrnehmungen läßt diese Frage, wie mir scheint, nur eine verneinende Antwort zu. Die nächstliegenden Daten finden sich in den assoziativen Empfindungsverschmelzungen, besonders charakteristische in den Klängen. Helmholtz unterschied in seinem späteren, in der dritten Auflage der Tonempfindungen [**46**, 107f.] veröffentlichten Versuch, den Widerspruch zwischen den Annahmen von Seebeck und Ohm über die Natur der Tonempfindungen als einen nur scheinbaren aufzuweisen, bekanntlich zwischen niederen und höheren Graden für das Bewußtwerden einer Empfindung. „Der niedere Grad", heißt es wörtlich, „des Bewußtseins ist derjenige, bei welchem der Einfluß der betreffenden Empfindung sich nur in der von uns gebildeten Vorstellung von den äußeren Dingen und Vorgängen geltend macht und diese bestimmen hilft. Dies kann geschehen, ohne daß wir uns dabei zur Erkenntnis zu bringen brauchen oder vermögen, welchem besonderen Teile unserer Empfindungen wir die Anschauung dieses oder jenes Verhältnisses in unseren Wahrnehmungen verdanken. Wir wollen in diesem Falle mit Leibniz den Ausdruck brauchen, daß der betreffende Empfindungseindruck perzipiert sei. Der zweite, höhere Grad des Bewußtwerdens ist der, wo wir die betreffende Empfindung unmittelbar als einen vorhandenen Teil der zurzeit in uns erregten Summe von Empfindungen unterscheiden. Eine solche Empfindung wollen wir als wahrgenommene (apperzipiert nach Leibniz) bezeichnen". Es gibt also nach dieser Ausdrucksweise sowohl perzipierte, als auch apperzipierte Empfindungen. Die Obertöne eines Klanges werden in jedem Falle perzipiert; denn sie lassen sich als Bestandteile des Klangbewußtseins erweisen. Aber sie sind nicht notwendig apperzipiert, d. i. „in ihrer gesonderten Existenz wahrgenommen“. Es bedarf zu dieser „bewußten Wahrnehmung“ der Aufmerksamkeit und Übung sowie der Beihilfe frischer Erinnerungen an die einzeln hörbar gemachten Partialtöne. Die Schwierigkeit dieser Apperzeption besteht nach Helmholtz darin, daß wir nur „eine sehr beschränkte Gelegenheit haben, ein genaues und sicheres Erinnerungsbild der einfachen Tonelemente unserem Gedächtnis einzuverleiben ... Die Leichtigkeit und Genauigkeit der Apperzeption bleibt deshalb auch bei den Obertönen hinter der der Perzeption weit zurück“.

Wir übertragen diese Auslassung, in der meines Wissens die Ineinssetzung von Apperzeption und Aufmerksamkeit zuerst wieder aufgenommen war, in unseren Sprachgebrauch. Wir lassen also diese irreführende Gleichsetzung (S. 57 f.) ebenso beiseite, wie die wenig glückliche, jetzt in vielfachem Sinne weitergebildete Trennung von niederen und höheren Bewußtseinsgraden, sowie die Vermischung von Erinnerungsbild und Gedächtnis und die Auflösung aller Gedächtniswirkungen in Erinnerungen. Dann ließe sich Helmholtz' Meinung wie folgt formulieren. In den unanalysiert gegebenen Klängen sind die in ihnen bewußten (assoziativ verschmolzenen) Empfindungen nicht als solche wahrgenommen (d. h. nicht apperzipiert). Es gibt also unwahrgenommene unterbewußte (nur „perzipierte“) Empfindungen. Bei der Umbildung dieser Klänge in die gegliederten Inbegriffe apperzipierter Partialtöne handelt es sich demnach lediglich um analysierende Wahrnehmungswirkungen der Aufmerksamkeit.

Demgegenüber sei, ohne daß auf die kritische Literatur zu dieser Deutung hier eingegangen wird [**112**, § 9], im Anschluß an einzelne in ihr geäußerte Bedenken angenommen, daß der verschmolzene „unanalysierte“ Gesamtklang einen anderen Bewußtseinsinhalt abgibt, als der spezialisierte Inbegriff, daß es sich in diesem also nicht um eine bloße Analyse handelt. Die Partialtöne sind demzufolge in dem einheitlichen Gesamtklang nicht als unterbewußte unapperzipierte Bestandteile, sondern überhaupt nicht bewußt. Die unanalysierten Klänge, wenn wir diesen üblichen Ausdruck beibehalten wollen, sind für das Bewußtsein nicht weniger qualitativ einfache Inhalte, als die Tonempfindungen. Sie sind ihrer Qualität nach einfache Wahrnehmungen, wenn schon sie in anderer Hinsicht (räumliche und zeitliche Beziehungen usw.), wie alle Wahrnehmungen, als Inbegriffe gegeben sind. Die qualitativen Komplexe von Partialtönen, in die sie unter anderen Bewußtseins- und Erregungsbedingungen durch funktionale Aufmerksamkeitswirkungen nicht zerlegt, aber umgesetzt werden können, sind Inbegriffe Glied für Glied apperzipierter Tonempfindungen. Hier also fänden sich keine Belege für unapperzipierte Empfindungen.

Es würde von unserer Aufgabe abführen, wollten wir ähnliche Annahmen auch für andere, schon von Helmholtz häufig herangezogene assoziative Empfindungs-Verschmelzungen, z. B. die Wahrnehmung des „Nassen" und ihre „Analyse", beibringen und auf noch andere, z. B. die monokularen und binokularen Mischfarben, das binokulare Einfachsehen und das binotische Einfachhören übertragen. Es muß nur im Auge behalten werden, daß nicht alle assoziativen Empfindungs-Verschmelzungen so vollständig sind, wie für gewöhnlich die hier angeführten. Es gibt, insbesondere bei den Verschmelzungsassoziationen qualitativ weit voneinander abstehender sowie modal verschiedener Empfindungen auch solche, deren Bestandteile von vornherein apperzipiert sind, oder durch Schulung, sei es zeitweise, sei es dauernd in solche Komplexe übergeführt werden können. Außerdem sprechen für die Hypothese, daß im entwickelten Bewußtsein unerkannte unterbewußte Wahrnehmungsinhalte fehlen, noch folgende Erwägungen.

Fürs erste ist sie ein Spezialfall allgemeinerer Daten. Wird ein nicht ursprünglich fein unterscheidendes Farbenwahrnehmen so geschult, daß früher nicht erfaßte Nuancierungen allmählich sofort deutlich erkennbar werden, so folgt nicht, daß nur eine Verdeutlichung von früher unbeachteten, in unserm Sinne unapperzipierten Empfindungsunterschieden vorliegt. Ich finde vielmehr auch hier, daß Nuancen dem ungeschulten Wahrnehmungsbewußtsein überhaupt fehlen können. Analoges zeigt sich bei der Schulung in mikroskopischen Beobachtungen, bei der Entzifferung von Handschriften bis hin zu dem offensichtlichen Fehlen unapperzipierter Empfindungen bei unbewaffnetem Auge gegenüber der mikroskopischen und teleskopischen in zahllosen Fällen. Ich habe früher schon in logischer Erörterung auf diesen Sinn des „Enthaltenseins in" hingewiesen [29, § 151].

Ferner sei bemerkt, daß die Ableugnung unapperzipierter Empfindungen im entwickelten sinnlichen Wahrnehmungs-Bewußtsein auch physiologisch wohl zu rechtfertigen ist. Bei den vollständigen assoziativen Verschmelzungen sind die einzelnen Erregungen, die für sich zu Empfindungen führen würden, in eine einzige, nur als solche apperzipierte Gesamterregung zusammengeflossen. Ist dagegen dieser Zusammenfluß von vornherein kein vollständiger, oder wird er unter besonderen Bedingungen, z. B. der Übung, zerstört, so daß die apperzeptive Gesamterregung sich in einen Inbegriff verschiedener apperzeptiver Partialerregungen auflöst, so treten die einzelnen Verschmelzungen im Bewußtsein für sich zutage. Es liegt also hier lediglich ein weiterer Beleg zu den oben (S. 56) erörterten Mischformen von assoziativen und apperzeptiven Verschmelzungen vor.

Es gibt demnach im entwickelten Bewußtsein überhaupt keine unwahrgenommenen, nichtapperzipierten Empfindungen. Nicht nur die Sinneswahrnehmungen, sondern auch ihre letzten Elemente sind innerhalb dieses Bewußtseinsgebiets Verschmelzungsprodukte. Sowohl in ihrem qualitativen Bestande wie in ihrer Intensität, ihrem Gefühlswert usw. sind sie durchgängig, wie schließlich schon ihre subjektive Relativität anzeigt, niemals lediglich von den gegenwärtigen Sinnesreizen, sondern stets auch auf Grund unselbständiger Reproduktion von Empfindungsresiduen früherer gleichartiger Wahrnehmungen abhängig.

Die Tatsache dieser Gedächtniswirkungen im Empfindungsbestande des entwickelten Bewußtseins ist bisher nicht hinreichend gewürdigt worden, weil man sich vielfach, wie schon eingangs anzudeuten war (S. 7), gewöhnt hat, die Empfindungen als primäre, vom Gedächtnis unabhängige Konstituenten der Sinneswahrnehmungen aufzufassen. Die älteste Wurzel dieser Überlieferung reicht hinunter bis zu der Einteilung unseres Erkenntnis-„Vermögens“ in ein unteres und oberes, die schon den vorsokratischen Philosophen geläufig war. In erkenntnistheoretischer, aber auch psychologisch geformter Ausprägung ist diese Überlieferung in Kants Trennung der Sinnlichkeit als bloßer Rezeptivität vom Verstande als reiner Spontaneität enthalten. Besonders scharf ist der alte Gedanke entsprechend damals verbreiteten, auch bei Helmholtz nachwirkenden physiologischen Annahmen in Schopenhauers Fassung der Bestandteile der empirischen Anschauung ausgeprägt, welche die Empfindungen den peripheren Sinnesorganen, den sie verbindenden Verstand dagegen dem Gehirn zuordnet. In dem verbreiteten physiologischen Sprachgebrauch, der seinem Wortlaut nach die Empfindungen gleichfalls in die peripheren Teile des Nervensystems, speziell in die Sinnesorgane verlegt, haben sich diese Annahmen bis zur Gegenwart erhalten. Begünstigt wird ihre Fortdauer durch den Umstand, daß es in den Lehrbüchern physiologisch wie psychologisch zweckmäßig ist, die Lehre von den Empfindungen vor der Theorie der Wahrnehmung zu behandeln. Bei solchem synthetischen Aufbau der Lehre von der Sinneswahrnehmung sollte jedoch nicht nur stets betont werden, daß Empfindungen niemals für sich, vielmehr lediglich als Glieder von Wahrnehmungsinbegriffen wirklich sind, sondern es müßte nachträglich gezeigt werden, daß es im entwickelten Bewußtsein reine, d. i. nur von gegenwärtigen Reizen und den durch sie ausgelösten peripheren Erregungen abhängige Empfindungsinhalte überhaupt nicht gibt.

Als klassisches Zeugnis dafür, daß diese Achtsamkeit fehlt, darf Helmholtz' Lehre von den Empfindungen angeführt werden. Es ist im Hinblick auf die überlieferte Problemlage sowie auf spätere Erörterungen nicht überflüssig, auf seine Lehre etwas genauer einzugehen.

Helmholtz nimmt an, daß die Empfindungen erst im Gehirn zum Bewußtsein kommen: „Alles, was wir von der Außenwelt wahrnehmen, nehmen wir dadurch wahr, daß gewisse Veränderungen, die durch äußere Eindrücke in unserem Sinnesorgan hervorgebracht worden sind, durch die Nerven zum Gehirn fortgeleitet werden; hier erst kommen sie zum Bewußtsein und werden miteinander zu Vorstellungen der Objekte verbunden. Durchschneiden wir die leitenden Nerven, so daß die Fortleitung des Eindrucks zum Gehirn aufgehoben wird, so hört damit auch die Empfindung und die Perzeption des Eindruckes auf" [**50,** I 296,99; **45,** 230; **48,** II 887 f.]. Aber er beschränkt das Bewußtsein auf die zu „Objekten" vereinigten Empfindungen und die aus ihnen abgeleiteten Vorstellungen. So ist er ebenfalls unbedenklich, wiederholt sich der Hypothese zu bedienen, der zufolge die Empfindungen selbst schon in den peripheren Sinnesorganen entstehen und zum Gehirn fortgeleitet werden, um dort zum Bewußtsein zu gelangen. In diesem Sinne spricht er von „Empfindungseindrücken" und erklärt gelegentlich: „So entsteht durch das äußere Licht die Lichtempfindung, welche dann durch die Fasern des Sehnerven dem Gehirn zugeleitet wird und hier zum Bewußtsein gelangt. Aber Lichtempfindung ist immer noch kein Sehen. Zum Sehen wird die Lichtempfindung erst, insofern wir durch sie zur Kenntnis der Gegenstände der Außenwelt gelangen; das Sehen besteht also erst im Verständnis der Lichtempfindung" [**50**, I 297,99 f.]. Was hier als „Sehen" bezeichnet wird, ist nach Helmholtz' Sprachgebrauch die Gesichtswahrnehmung, d. i. das Resultat der „psychischen Prozesse, welche die Lichtempfindung nach Art „unbewußter Schlüsse" in eine Wahrnehmung der Außenwelt verwandeln" [**50**, I, 111]. Erst bei den Sinneswahrnehmungen (und zwar „schon bei den einfachsten"), in denen wir aus den Empfindungen Vorstellungen über die Existenz, die Form und die Lage äußerer Objekte bilden, kommen die „psychischen Prozesse" in Betracht, die „wesentlich auf die einfacheren psychischen Vorgänge der Ideenassoziation" und damit „auf die fortdauernde Tätigkeit des Gedächtnisses" gestützt sind [**50**, I 109; **45**, 576, 578, 947].

Schon aus diesen Bestimmungen der Empfindung und der Berufung auf assoziative Gedächtniswirkungen, die lediglich für die Wahrnehmung im Helmholtzschen Sinne in Betracht kommen sollen, läßt sich ersehen, daß auch er die Reproduktion durch Verschmelzung für die Empfindungen nicht in Rechnung stellt. Eben dasselbe ergibt sich aus Bemerkungen, die oben bereits (S. 22) zitiert wurden. Er erläutert seine Meinung an dem dort erwähnten Beispiel eines hellen Zimmers in folgender Weise: „Aber auch dann", heißt es im Fortgang jener Ausführung, „zeigt eine leichte Überlegung, daß ein großer Teil unseres Anschauungsbildes auf Momenten der Erinnerung und Erfahrung beruhen mag." Er schließt diese Erläuterung mit den Worten: „Wir sehen also, wie hierbei die Erinnerungsbilder aus früheren Erfahrungen zusammenwirken mit gegenwärtigen Sinnesempfindungen, um ein anschauliches Bild hervorzubringen, welches sich unserem Wahrnehmungsvermögen mit zwingender Kraft aufdrängt, ohne daß darin für das Bewußtsein sich trennt, was durch Erinnerung, was durch gegenwärtige Wahrnehmung gegeben ist“ [**45**, 609 f.]. Diese Erläuterung ist offenbar nicht im Sinne einer Verschmelzungsreproduktion gemeint. Das Zusammenwirken von „Erinnerungsbildern mit gegenwärtigen Sinnesempfindungen“ trifft in beiden Gliedern Bewußtseinsbestandteile der Wahrnehmung. Gemeint sind mit den Erinnerungsbildern demnach repräsentale Ergänzungen, die zu den Empfindungen hinzutreten. Überdies sind auch alle diese Ausführungen schließlich nur Variationen des für Helmholtz' Wahrnehmungstheorie grundlegenden Gedankens, daß das Verständnis unserer Empfindungen, d. i. die entwickelte Gesichtsanschauung, auf Erfahrung und Übung beruht, also auch durch Erfahrung überwunden werden kann, während ihm die Unüberwindbarkeit durch Erfahrung ein Kriterium der Empfindung ist. So sind ihm Empfindung und Perzeption des Eindrucks Synonyma, wird ihm die Aufnahme der Sinneseindrücke ins Bewußtsein zur Perzeption [**50**, I 296; **45**, 579].

Wir haben nach dieser Erörterung über scheinbar unapperzipierte Empfindungen unser Thema weiter zu verfolgen, indem wir prüfen, ob auch die Selbstwahrnehmung Bewußtseinsinhalte ausschließt, denen keine Verschmelzung, d. i. keine apperzeptive Reproduktion zugrunde liegt.

Die Frage nach solchen Bewußtseinsinhalten gewinnt hier aus verschiedenen Gründen ein anderes Aussehen als bei den Sinneswahrnehmungen. Selbstwahrnehmung und Selbstbewußtsein wurden schon eingangs als Arten der nach innen gerichteten Aufmerksamkeit angenommen, die eine Ablenkung von den Gegenständen, denen sie für gewöhnlich zugespannt ist, voraussetzt und allem Anschein nach nur dem entwickelten menschlichen Bewußtsein zukommt. Schon dort wurde festgestellt, daß wir uns im Selbstbewußtsein nicht, wie Schopenhauer behauptet hat, lediglich als wollende, sondern ebensowohl als vorstellende einheitliche Subjekte des Bewußtseins finden. Dementsprechend können wir durch Selbstwahrnehmung nicht nur, wie Hume in seiner Lehre von den *secondary impressions* angenommen hat, Emotionen, sondern ebenso auch intellektuelle Bewußtseinsinhalte und -Vorgänge jeder Art erkennen. Andernfalls müßte man zu der seltsamen Hypothese Comtes Zuflucht nehmen, derzufolge die intellektuellen Bestandteile des Bewußtseins nur aus ihren objektiven Erkenntniswirkungen rekonstruierbar seien, oder gar nur eine „objektive Psychologie“ im Sinne v. Bechterews [**8**] für möglich halten. Wohl aber ist anzuerkennen, was schon Berkeley Locke gegenüber behauptet hat, daß die Selbstaufmerksamkeit in keiner ihrer beiden Verzweigungen als ein innerer Sinn dem dann sogenannten äußeren koordiniert werden darf. Die Hypothese einer „Selbstaffektion“, zu der Kant auf Grund solcher Koordination geführt wurde, ist ein so unmöglicher Gedanke wie die Bestätigung, die er für seine Meinung darin fand, daß der innere Sinn von der Aufmerksamkeit „affiziert“ werde [**65**, 156].

Kein Zweifel nun, daß alles, was durch Selbstwahrnehmung erfaßt wird, in seinem gegenwärtigen Bestande, sei es als Erinnerungsinhalt oder -Vorgang, sei es als diese oder jene Emotion, erkannt ist. Ebenso versteht sich von selbst, daß das Erkennen in allen diesen Fällen mehr oder weniger bestimmt sein kann. Beides auch dann, wenn die Selbstwahrnehmung nicht direkt gelingt, sondern der fragliche Bestand erst auf abgeleitetem Wege festgestellt, d. i. in logischer Formulierung, nur erschlossen werden kann. Auch das, was der Selbstbeobachtung hier wie dort unzugänglich bleibt, aber aus anderen Gründen als einem früheren Bewußtseinsbestande eigen angenommen werden muß, kann nur als im Selbstbewußtsein erfaßbar, als intellektueller oder emotioneller Gegenstand möglicher, wenn auch nicht tatsächlich ausführbarer Selbstwahrnehmung, d. i. als erkennbarer Bewußtseinsinhalt oder -Vorgang vorgestellt werden. In allen diesen Fällen also liegen die Bedingungen vor, die eine unselbständige Reproduktion und damit apperzeptive Verschmelzung ergeben. Dieselben Gründe, die für die Sinneswahrnehmung geltend zu machen waren, entscheiden demnach auch hier. Jede wiederholt auftauchende Erinnerungs-, Einbildungs- oder abstrakte Vorstellung, ferner jede sich erneuernde Emotion, d. i. jeder Affekt sowie jeder durch einen Streit von Motiven hervorgerufene und jeder unmittelbar gewordene Willensvorgang wird bei solcher Wiederholung direkt oder mittelbar, mehr oder weniger bestimmt, als Erneuerung eines früheren inneren Erlebens erkannt. Er setzt also in diesem Wiederauftauchen residuale, apperzeptive Verflechtung auslösende Hilfen voraus, auch wenn das Erkennen ein repräsental unergänztes bleibt. Ebenso trifft jedes neue Erlebnis dieser Art im entwickelten Bewußtsein apperzeptive Verschmelzungshilfen, die es ohne jede Spur repräsentaler Ergänzung als eine Emotion dieses oder jenes Charakters erkennbar machen können.

Auch das alte, noch immer die verschiedensten Lösungen möglich machende erkenntnistheoretische Paradoxon bildet keine Ausnahme, daß jede Sinneswahrnehmung ein Gegenstand möglicher Selbstwahrnehmung werden kann. Ich kann mir bei jeder Gehörswahrnehmung, bei jeder taktilen oder motorischen Sensation, schließlich — schwerer — auch bei jeder optischen bewußt werden, daß ich höre, taste, sehe, indem ich nicht auf den Inhalt, sondern auf den Vorgang aufmerksam werde, durch den jener Inhalt in mir wirklich wird, den Vorgang also auf mich als wahrnehmendes Subjekt beziehe (S. 3f.). Und indem ich dieses Selbstbewußtsein des Hörenden, Tastenden, Sehenden erlange, ohne der in dieser Beschreibung unvermeidlichen repräsentalen Formulierung zu benötigen, ist die apperzeptive, durch Verschmelzung bedingte Erkenntnis vollzogen.

Den Unterschied, der alle diese Selbstwahrnehmungen von den sinnlichen trennt, daß die Aufmerksamkeit die notwendige Bedingung ihrer Möglichkeit ist, berührt ihr Wahrnehmungscharakter nicht. Die apperzeptive Verschmelzung wird durch die Selbstaufmerksamkeit nicht erzeugt, sondern ist ebenso wie bei den aufmerksamen Sinneswahrnehmungen für die Betätigung des Aufmerkens vorausgesetzt. Die Analogie zu den aufmerksamen Sinneswahrnehmungen läßt endlich auch dann nicht im Stich, wenn Gegenstände der Selbstwahrnehmung vorerst in assoziativer Verschmelzung gegeben sind, wie vor allem viele Affekte. Wenn ihr scheinbar einfacher Bewußtseinsbestand nachträglich durch analysierende Aufmerksamkeit in einen Inbegriff umgesetzt wird, entsteht auch hier ein neuer Bewußtseinsbestand, der nunmehr die für sich apperzipierten Glieder aufweist (vgl. S. 66f.).

Wir dürfen also, indem wir diese psychologische Erörterung

abschließen, früher (S. 28) Zusammengefaßtes erweiternd, nunmehr annehmen: es gibt im entwickelten Wahrnehmen keine unapperzipierten Gegenstände; alles wahrnehmende Erkennen des entwickelten Bewußtseins ist durch unselbständige Reproduktion bedingt. Anders ausgedrückt: alles wahrnehmende Erkennen ist ein Wiedererkennen in weiterem Sinne. Das ist ein neuer Schritt auf dem Wege zu der oben vorweg formulierten Behauptung, daß alle erworbene assoziative Reproduktion, die auf Grund vorliegender Wahrnehmung erfolgt, die apperzeptive zur Voraussetzung hat.

Schon jetzt aber sind wir über die Funktionen hinausgeführt worden, durch die wir die Bedeutung der apperzeptiven Verschmelzungsreproduktion für die wiederholten Wahrnehmungen vertrauter Gegenstände bei repräsental unergänztem Wahrnehmen feststellten. Wir kehren zu diesem Ausgangspunkt zurück, indem wir betonen, was schon für diese einfachsten Fälle wiederholten Wahrnehmens nicht erwiesen ist und nicht erwiesen werden sollte. Es hat sich uns lediglich ergeben, daß die Verschmelzungsreproduktion eine notwendige Bedingung dieses, ja alles wahrnehmenden Erkennens ist. Aber nirgends fand sich ein Grund zu behaupten, daß sie zugleich die hinreichende Bedingung dieses Erkennens sei. Das könnte nur angenommen werden, wenn die Residualkomponente nicht selbst wiederum, und zwar in verschiedenen Richtungen, assoziativ gebunden wäre. Das Gegenteil war jedoch von vornherein, gerade für das repräsental unergänzte wahrnehmende Erkennen, und auch weiterhin wiederholt anzudeuten. Die apperzeptive Verschmelzung läßt, wie wir sagten, nur auf die unmittelbaren residualen Wirkungen der Reizkomponente schließen. Es sind aber jederzeit für das entwickelte Bewußtsein auch mittelbare Reizwirkungen vorhanden, die wir bisher absichtlich außer Ansatz gelassen haben, obgleich sie in ihrer Weise gleichfalls zum Erkennen beitragen, auch in dem künstlich isolierten Grenzfall des repräsental unergänzten Erkennens.

Ehe wir jedoch zu diesen weiteren reproduktionspsychologischen Bestimmungen übergehen, ist es angezeigt, das Verhältnis zwischen der psychologischen Hypothese der Verschmelzungsreproduktion und der logischen Formulierung des Erkennens genauer ins Auge zu fassen.

Ausgeschlossen bleibe dabei die Rücksicht auf Helmholtz' vielberufene Annahme von „unbewußten Schlüssen". Sie käme zudem, würde eine Kritik dieser logischen Deutung psychologischer Annahmen uns nicht weitabführen, erst bei den mittelbaren, assoziativen Reproduktionen in Frage, die Helmholtz, wie schon anzudeuten war, allein in Rechnung gestellt hat.

Die apperzeptive Reproduktion durch Verschmelzung ist das psychologische Seitenstück zu dem Prozeß, den wir logisch als subsumierendes wahrnehmendes Erkennen fassen, also das Seitenstück zu einer Art der Subsumtion. Die beiden anderen, schon oben erwähnten Arten des wahrnehmenden Erkennens, das identifizierende und das analysierende, setzen das subsumierende voraus. Das identifizierende Erkennen ist eine Art des subsumierenden. Ist es repräsental unergänzt, so enthält seine Residualkomponente nicht die Residuen einer abstrakten Allgemein-, sondern diejenigen einer abstrakten Einzelvorstellung. Ebenso setzt das analysierende in allen seinen Unterarten irgendeine, wenn auch noch so unbestimmte Subsumtion voraus, diese wie jene im allgemeinen so, daß schrittweise, meist unter Mitwirkung assoziativer Ergänzungen, eine genauere Analyse oder eine sichrere Identifizierung erfolgen kann. Logisch fordern wir für die Gültigkeit einer Subsumtion, daß der zu subsumierende Gegenstand diejenigen Merkmale aufweise, die der subsumierenden Gattung eigen sind. Im Sinne solcher logischen Deutung formuliert Kant am Eingang seiner Erörterungen über den Schematismus der reinen Verstandesbegriffe völlig zutreffend: „In allen Subsumtionen eines Gegenstandes unter einen Begriff muß die Vorstellung des ersteren mit dem letzteren gleichartig sein, d. i. der Begriff muß dasjenige enthalten, was in dem darunter zu subsumierenden Gegenstande vorgestellt wird; denn das bedeutet eben der Ausdruck, ein Gegenstand sei unter einem Begriffe enthalten." Nun zeigt das subsumierende Erkennen im unergänzten Wahrnehmen von solchen Bewußtseinsgliedern keine Spur, genau so wenig, wie der tatsächliche Verlauf unseres schließenden Denkens etwa die Urteile aufweist, die wir in Deduktions-, Induktions- und Analogieschlüssen logisch formulieren. Das Resultat der logisch geformten Subsumtion, demgemäß ich bei flüchtigem, repräsental unergänztem Wahrnehmen z. B. die Uhr auf meinem Schreibtisch als „Uhr“ oder „meine Uhr“ erkenne, ergibt im stillen oder lauten formulierten Denken das Urteil: „Dies ist eine“ oder „meine Uhr“. Aber diese Urteile müssen, wie sich uns schon aus dem anschaulichen Charakter der repräsental unergänzten Wahrnehmungserkenntnis ergab (S. 43), weil sie formuliert sind, als über den repräsental unergänzten Wahrnehmungs- oder Erkenntnisbestand hinausgehende Bestimmungen angesehen werden. Sie sind, auch wenn sie im stillen Denken vollzogen werden, demonstrative klassifikatorische Erfahrungsurteile, die eine selbständige, assoziativ ergänzende Reproduktion der Wortvorstellungen in prädikativer Fassung voraussetzen. Werden sie entsprechend der logisch geforderten Norm vollzogen, also vollständig ausgestaltet, so muß in ihrem prädikativen Verlauf der subsumierte Gegenstand und die subsumierende Gattung selbständig bewußt werden. Schon dann, wenn wir das Urteil im altüberlieferten logischen Sinn als formulierte, in den elementaren Fällen prädikativ geformte Behauptung nehmen, darf die repräsental unergänzte Wahrnehmungserkenntnis nicht als Urteil gefaßt werden. Noch weniger, wenn wir es als Formelement des formulierten Denkens bestimmen, ihm also die Benennungen und die Problemfragen zurechnen, die überlieferte Koordination der Verneinung mit der Bejahung aufheben und als elementarste Art des formulierten Urteils das prädikativ bejahende analysierende Wahrnehmungsurteil anerkennen. Nicht einmal, wenn entgegen der logischen Überlieferung auch intuitive Urteile zugestanden und für Einzelfälle des repräsental unergänzten Wahrnehmens festgehalten werden, darf eine Gleichsetzung von Wahrnehmungsinhalt und Urteil erfolgen. Denn eingeschlossen ist in diesem wahrnehmenden Erkennen nur die logische Immanenz als der Ansatz zu möglicher Urteilsfassung, nicht die vergleichende und unterscheidende gedankliche Beziehung, die auch das intuitive Urteil erfordert. Kants Annahme synthetischer Urteile *a posteriori*, welche die wahrnehmungsmäßige Verknüpfung von Subjekt und Prädikat bewerkstelligen sollen, ist in jeder Hinsicht psychologisch unhaltbar [**29**, Kp. 38].

Auch die verschiedenen Deutungen, denen zufolge neuerdings in psychologischen, logischen und erkenntnistheoretischen Untersuchungen Wahrnehmung und Urteil ineinsgesetzt wird, sind demnach für das repräsental unergänzte Wahrnehmen abzuweisen, ohne daß es nötig würde, sie ausdrücklich zu widerlegen. Nur darauf sei bei der Bedeutung, die Helmholtz' Ausführungen für alle Zeiten beanspruchen dürfen, aufmerksam gemacht, daß auch er, verleitet durch seine logisierende Umdeutung des Wahrnehmungsprozesses, bis zuletzt unbedenklich geblieben ist, die Wahrnehmungen mehrfach als Urteile zu bezeichnen. Und doch hat gerade er mit feinem psychologischen Takt auseinandergesetzt: „Neben dem Wissen, welches mit Begriffen arbeitet und deshalb des Ausdrucks in Worten fähig ist, besteht noch ein anderes Gebiet unserer Vorstellungsfähigkeit, welches nur sinnliche Eindrücke kombiniert, die des unmittelbaren Ausdrucks durch Worte nicht fähig sind. Wir nennen es im Deutschen das Kennen. Wir kennen einen Menschen, einen Weg, eine Speise, eine riechende Substanz, d. h. wir haben diese Objekte gesehen, geschmeckt oder gerochen, halten diesen sinnlichen Eindruck im Gedächtnis fest und werden ihn wiedererkennen, wenn er sich wiederholt, ohne daß wir imstande wären, uns oder Anderen eine Beschreibung davon in Worten zu geben" [**50**, I 358f.]. Wiederholt hat er deshalb das Urteil in überliefertem logischem Sinne als formulierte Behauptung, und damit als Bestandteil des von ihm sogenannten Wissens charakterisiert [**50**, I 360].

Jede Urteils- oder gar Schlußformung, die mit dem repräsental unergänzten Wahrnehmungserkennen ineinsfiele, ist somit ausgeschlossen. Der Inhalt der subsumierenden Gattung fällt ebenso wie der zu subsumierende und der subsumierte Gegenstand in dem Verschmelzungsbestande zusammen. Das psychologische Seitenstück zu dem Prozeß, der logisch als Subsumtion normiert werden muß, kann sich demnach nur an die Komponenten und das Resultat des Verschmelzungsvorgangs halten. Dann läßt sich sagen: Das psychologische Seitenstück des zu subsumierenden Gegenstandes ist die Reiz-, das der subsumierenden Gattung die Residual-Komponente in ihrer bisher behandelten engeren Fassung; das Seitenstück endlich des subsumierten Gegenstandes ist der in der Verschmelzung beider Komponenten erkannte Gegenstand. Es bleibt also festzuhalten, daß nur der subsumierte Gegenstand selbst — in der Kongruenz des Wahrnehmungs- und des Erkenntnisbestandes —

unmittelbar gegeben ist. Die beiden Komponenten der Verschmelzung sind behufs Erklärung dieses unmittelbar gegebenen Bewußtseinsbestandes erschlossen, selbstverständlich ohne daß wir in dieser Schlußweise des erklärenden Denkens auch nur eine Spur von Hinweis darauf sehen dürften, als ob dem zu erklärenden Erkennen selbst irgendein Analogon eines Schlusses entspräche. Nicht also deshalb ist ein solches *posterius prius* ausgeschlossen, weil die beiden Komponenten, für sich genommen, lediglich unbewußte Bedingungen der durch Verschmelzung erlangten Erkenntnis sind, sondern weil es überhaupt unzulässig ist, die logischen Normierungen als Beschreibung psychologischer Tatbestände zu nehmen, weil ferner in dem Verschmelzungsvorgang selbst kein Moment zu finden ist, das ein Analogon solcher Normierungen in dem Wahrnehmungsbestande auffinden ließe.

Kapitel V

Das repräsental ergänzte wahrnehmende Erkennen und die erworbenen assoziativen Reproduktionen

Wiederholt war im Vorstehenden daran zu erinnern, daß das repräsental unergänzte wahrnehmende Erkennen lediglich einen Grenzfall bildet, der durch künstlich isolierende Einschränkung konstruiert ist. Wir haben bisher lediglich die unmittelbaren reproduzierenden Wirkungen gegenwärtiger Wahrnehmungsreize untersucht, die eine apperzeptive Verschmelzung bedingen. So kamen wir zu der Annahme einer Residualkomponente im engeren Sinne (S. 49), d. i. der Verschmelzungskomponente des wahrnehmenden Erkennens. Diese Einschränkung war eine künstlich isolierende; denn die Residuen der früheren gleichartigen Wahrnehmung beharren im Gedächtnis nicht isoliert, sondern in allen den assoziativen Zusammenhängen, die sich im Laufe der Erfahrung gebildet haben (S. 17f.). Die reproduktive Erregung, die durch die Reizkomponente ausgelöst wird, erstreckt sich demnach stets weiter. Sie führt auch zu mittelbaren, den Verschmelzungsbestand ergänzenden Wirkungen. Die Residualkomponente des wahrnehmenden Erkennens ist also, in weiterem Sinne genommen (S. 50), der Inbegriff der Verschmelzungskomponente und einer, wie wir kurz sagen wollen, apperzeptiven Ergänzung.

Die für die Analyse dieser Ergänzung einfachsten Fälle bieten die Wahrnehmungen, bei denen die mittelbar ausgelösten reproduktiven Erregungen im Bestande des Bewußtseins als unmittelbare oder mittelbare Repräsente, d. i. als erinnerte, abstrakte oder Einbildungsvorstellungen auftreten. Diese Arten der Ergänzung sind längst bekannt, aber nach wie vor umstritten. Noch wenig geklärt endlich sind diejenigen Bedingungen und Verzweigungen der apperzeptiven Ergänzung, die wir als nichtrepräsentale oder dispositionelle weiterhin zu untersuchen haben werden.

Einleitend werfen wir einen Blick auf das Gebiet der Repräsente überhaupt und ihre Gliederung, auf dem in den letzten Jahrzehnten, insbesondere durch die behutsam eindringenden Arbeiten von G. E. Müller, reiche Ausbeute gewonnen worden ist.

Fürs erste läßt sich begründen, daß alle Präsente möglicher Sinnes- und Selbstwahrnehmung der assoziativen Reproduktion in Form von Repräsenten, also von Erinnerungen, abstrakten Vorstellungen, Einbildungen und aus diesen Inbegriffen abgeleiteten verwickelteren Erkenntnissen und Gedanken zugänglich sind.

Für die Sinneswahrnehmungen aller Arten versteht sich dies, wenn wir einerseits von den störenden und auslöschenden Reproduktionshemmungen absehen, andererseits die typischen Verschiedenheiten des Sinnengedächtnisses hinzunehmen, von selbst; jetzt wohl auch für die Präsente der akustischen, motosensorischen und optischen Worte spezifischer Art, d. i. der Wortwahrnehmungen abgesehen von ihren Bedeutungsinhalten.

Strittig ist die Frage nach der Eigenart dieser Repräsente gegenüber den Wahrnehmungen, aus denen sie abgeleitet sind. Der Streit berührt jedoch die Kreise der Reproduktionspsychologie nicht, solange zugestanden wird, daß ein assoziativer Zusammenhang der Gedächtnisresiduen besteht und eine Bedingung für die Möglichkeit der Reproduktion ausmacht. Das aber kann auch von denen nicht in Zweifel gestellt werden, die sich genötigt finden, im Anschluß an alte, seit Lotze auch vielfach psychologisch gewendete rationalistische Lehrmeinungen, eine eigenartige Gesetzmäßigkeit für den Ursprung, Bestand und Verlauf verwickelter Bewußtseinsgebilde, etwa von „Gedanken“, anzunehmen. Sie dürften nur behaupten, daß der Bewußtseinsverlauf durch die hier in Betracht gezogenen Bedingungen nicht erschöpft werde. Allerdings liegt die Annahme einer solchen zweifachen Gesetzmäßigkeit unseres Bewußtseinsverlaufs, weiterhin des seelischen Erregungsverlaufs überhaupt, die jeder möglichen Entwicklungshypothese des Lebens widerspricht, wie schon die einleitenden Hilfssätze anzeigten und weiterhin noch deutlicher werden wird, nicht in der Konsequenz der vorliegenden Ausführungen.

Andere umstrittene Annahmen seien ohne weiteres vorausgesetzt. Fürs erste sei gemäß Stumpfs sorgsamst erwogener Verteidigung alter Feststellungen [**113**] angenommen, daß die Repräsente von Empfindungen ebenso durchgängig wie diese selbst Intensitätsabstufungen zeigen, die unter besonderen Erregungsbedingungen zu schwachen Empfindungsintensitäten anschwellen, in Halluzinationen jeder Art sogar vollen Empfindungscharakter erreichen können. Ferner sei vorausgesetzt, daß bei besonders gut funktionierendem Sinnesgedächtnis die Qualität jeder Art von Empfindungen in den Repräsenten völlig erhalten, und entgegengesetzten Falls bis zum völligen Verlöschen abgeblaßt sein kann. Drittens pflegt bekanntlich der Bestand der Repräsente von Wahrnehmungsinbegriffen, bei häufiger Repräsentation in anfangs zunehmendem Maße, unvollständiger zu werden. Dazu gesellen sich viertens modale Unterschiede. So kommt den Wahrnehmungsrepräsenten zumeist eine größere Enge des simultanen Bewußtseins zu, dergemäß sich jede genauere Repräsentation simultan gegebener Wahrnehmungen selbst dann in einen Vorstellungsverlauf auflöst, wenn die verengende Wirkung der Aufmerksamkeit, die in solchen Fällen fast immer beteiligt ist, nicht allein entscheidend ins Spiel kommt. Auch jener früher schon (S. 50) erörterten Labilität des Inhalts der Repräsente gegenüber den Wahrnehmungen ist zu gedenken. Endlich kommen auch für den Verlauf der assoziativen repräsentalen Erneuerung von Individuum zu Individuum sowie bei Einem und Demselben von Sinn zu Sinn verschiedene Modalitäten der Leichtigkeit, Schnelligkeit und Sicherheit sowie des Reichtums der Reproduktion in Betracht.

Die Repräsenz intellektueller Bewußtseinsinhalte ist jedoch nicht auf frühere Sinneswahrnehmungen eingeschränkt. Sie trifft auch alle Arten gegenständlicher, intellektueller Repräsente selbst. Erinnerungen können aufs neue repräsent werden und werden dies ungezählte Male, sowohl in der apperzeptiven Ergänzung von Wahrnehmungen, wie im selbständigen Vorstellungsverlauf. Das trifft sowohl die Wiedererinnerungen, bei denen begleitende Umstände aus dem früheren Bewußtseinsbestand mitreproduziert werden, als auch die Legion der Erinnerungen in engerem Sinne, denen dieses begleitende Bewußtsein fehlt. Auch die besonderen Gruppen der umgemodelten Erinnerungen, die als Zwischenstufen zwischen Erinnerungen und Einbildungen selbst unmittelbar nach ihren fundierenden Wahrnehmungen auftreten können, sowie erst recht die von G. E. Müller sogenannten „Perseverationen“ bilden keine Ausnahmen. Analoge erneute Repräsentationen werden den mittelbaren Repräsenten der Einbildung und Abstraktion, ihren Mischformen untereinander und mit den Erinnerungen zuteil. Sie können gleichfalls sowohl erinnert als wiedererinnert werden. Sind doch die Einbildungsvorstellungen letzten Endes nur Kombinationen von Elementen unmittelbarer Repräsente oder von Präsenten und Erinnerungen, die für den Vorstellenden *in statu nascendi* neu sind. Ähnlich so sind die abstrakten Vorstellungen lediglich abgekürzte Erinnerungen, d. h. sie umfassen im Oberbewußtsein die in wiederholten Wahrnehmungen gleich gebliebenen Bestandteile; sie behalten diesen Charakter auch dann, wenn sie im Oberbewußtsein auftauchen, wenn sie ferner begrifflich präzisiert und urteilsmäßig formuliert sind. Selbstverständlich bewahren die mittelbaren Repräsente bei wiederholter selbständiger Repräsentation den Stempel ihres Ursprungs ebenso wie die unmittelbaren Repräsente: sie bleiben Erinnerungen oder Wiedererinnerungen von Einbildungen oder von abstrakten Vorstellungen. Gleiches ist endlich von allen den zahlreichen unformulierten oder formulierten Erkenntnissen und Gedanken zu sagen, die durch verwickeltere Reproduktionsprozesse aus diesen elementareren Inbegriffen gebildet sind.

Die inhaltliche und die Intensitätsdifferenz zwischen den unmittelbaren Repräsenten von Wahrnehmungen und diesen ihren grundlegenden Vorstellungen ist allerdings eine sehr viel stärkere.

als die entsprechenden Unterschiede zwischen den erinnerten Repräsenten und den sie fundierenden. Denn diese besitzen in der Regel schon selbst den repräsentalen Charakter der Mattigkeit ihres materialen Bestandes, der Unvollständigkeit, Undeutlichkeit und Labilität ihres materialen und formalen Gehalts, sowie der Enge des simultanen Bewußtseins. Um so leichter verfallen ihre Repräsente bei gewohnheitsmäßiger selbständiger Reproduktion, wenn nicht stark entwickelte Gedächtnistypen mitwirken, dem Schicksal, daß ihr gesamter Bestand bis zu jenen flüchtigen Schemen des Unterbewußtseins herabsinkt, die an der Grenze des Bemerkbaren spielen.

Die Repräsenz erstreckt sich somit über das ganze Gebiet des intellektuellen oder gegenständlichen Bewußtseinsbestandes, unter grundlegender Bedeutung ihrer Wahrnehmungsquellen. Aber sie erstreckt sich auch über den gesamten Bereich der Emotionen. Allerdings ist der Unterschied der Präsente und Repräsente hier ein wesentlich anderer als dort. Dort sind die fundierenden und fundierten Inhalte gleicherweise gegenständlich. Hier dagegen sind nur die Repräsente, eben als solche, gegenständlich; ihre emotionellen Grundlagen dagegen besitzen, eben als emotionelle, diesen Charakter teils gar nicht, teils nur in beschränkter Weise. Er fehlt ihnen vollständig, sofern sie, während sie erlebt wurden, unbeachtet blieben, also nicht Gegenstände der Selbstwahrnehmung, nicht subsumiert, identifiziert oder analysiert, demgemäß erst recht nicht urteilsmäßig geprägt waren. Er fällt ihnen nur in eingeschränkter Weise dann zu, wenn wir sie während ihrer Präsenz zu Gegenständen der Selbstbeobachtung machen oder gar urteilsmäßig formulieren (ich fühle Mitleid, hoffe; dieser mein Schmerz ist dumpf, diese meine Angst kaum zu ertragen).

Das bedarf kurzer Erläuterung. Die Meinung, die Leibniz gelegentlich vertreten hat, daß die Emotionen stets die Selbstaufmerksamkeit auf sich lenken, ist ebensowenig zutreffend, wie die verbreitete Annahme, daß sie während der Dauer ihres Auftretens nicht gegenständlich erfaßt werden können. Die erste dieser Behauptungen bedarf keiner Widerlegung. Der im Unterbewußtsein verharrenden schwachen Emotionen sind zu viele und sie sprechen trotz ihrer Schwäche oft genug eine zu deutliche Sprache, als daß sie in diesem Unterbewußtsein geleugnet werden könnten. Gegen die zweite Annahme zeugt zwar nicht der von Comte deduktiv erfundene Grund, daß sie an andere Gehirnorgane gebunden seien, als die intellektuellen Vorgänge, wohl aber entscheidend ein schon früher berührtes Argument. Könnten wir nämlich die Emotionen während ihrer Präsenz nicht vorstellungsmäßig erfassen, so könnte es überhaupt keine auf Beobachtung beruhende Bestimmung unseres gefühlsmäßigen Strebens geben. Wir könnten nicht einmal die schematisch abstrakten Allgemeinvorstellungen von Trieben und Begehrungen, Stimmungen, Launen, Befürchtungen und Hoffnungen, Affekten und Leidenschaften eines mittelbaren, durch schwankende Motive und schließliche Entscheidung bedingten Willensbewußtseins — diese alle mit Einschluß ihrer Lust- und Unlustmomente genommen — bilden oder gar begrifflich bestimmen.

Aber der gegenständliche Charakter, der in der Selbstbeobachtung und urteilsmäßigen Prägung der Emotionen während ihrer Präsenz gewonnen werden kann, ist anderer Art, als der rein intellektuelle. Ihr emotionaler Gehalt kann, während sie bestehen, nicht aufgehoben, er kann nur zugleich vorstellungsmäßig oder gegenständlich erfaßt werden. Es ist eben als eine wesentliche Bedingung alles unseres Erkennens und Denkens dem Vorstellen eigen, daß es sich über das ganze Gebiet unseres Bewußtseins erstreckt. Was ihm nicht eingeordnet werden könnte, läge jenseits der Grenzen, die unserem Erkennen und Denken gesteckt sind. Erst in ihren Repräsenten ist der ursprüngliche emotionelle Gehalt vollständig aufgehoben. Daran, daß auch diesen Repräsenten lediglich der Vorstellungscharakter innewohnt, hat niemals ein Zweifel aufkommen können. Die Tatsache, daß schon die unmittelbaren Repräsente der Emotionen nicht Erneuerungen des ursprünglichen emotionellen Gehalts sind, war nicht zu übersehen. Sie können einen solchen, unter Umständen gemäß dem gegenwärtigen Bewußtseinsbestande und seinen Bedingungen sogar den entgegengesetzten, nur im Gefolge haben. So wenig war jene Tatsache hintanzusetzen, daß sie wiederholt zu der Meinung verführt hat, die reaktiven zuständlichen Bewußtseinsinhalte seien überhaupt der Repräsenz unzugänglich; nur die sie auslösenden, begleitenden und durch sie ausgelösten Vorstellungsinhalte seien solcher Erneuerung fähig. Das aber ist eine Meinung, die alle Möglichkeit der Erkenntnis von

Emotionen im Prinzip nicht weniger aufhebt, als diejenige, welche leugnet, daß die Emotionen während ihres Bestehens gegenständlich geprägt werden können. Der inhaltliche Unterschied zwischen den Emotionen und ihren Repräsenten ist also sehr viel eingreifender als die Differenz zwischen dem Empfindungsgehalt der Sinneswahrnehmungen und ihren repräsentalen Erneuerungen. Erst recht sind dies die Intensitätsunterschiede. Die intensiven Differenzen der emotionalen Repräsente gehören der Größenordnung der intellektuellen an. Selbst der formale Bestand der emotionellen Repräsente pflegt flüchtiger zu sein, als der ihrer fundierenden Emotionen. Erst das Verhältnis dieser Repräsente zu ihren wiederholten Erneuerungen entspricht den Beziehungen erstmaliger und wiederholter Wahrnehmungsrepräsente.

Jeder Bewußtseinsinhalt kann demnach selbständig reproduziert werden. In welchem Umfange dies möglich ist, zeigen die sogenannten Hypermnesien in Zuständen starker Erregung, ferner mannigfache Formen krankhafter Erregbarkeit. Welche Grade der Intensität des ursprünglichen Empfindungsgehalts, welche Deutlichkeit und damit welche Eindringlichkeit die Repräsente zu erreichen vermögen, bezeugen die schon erwähnten illusionären Wahrnehmungstäuschungen, bei denen inadäquate Residualkomponenten die Reizkomponente überfluten, sowie die Halluzinationen und die ihnen anscheinend und den Illusionen sowie den Mischformen beider durchgängig zugehörigen Visionen.

Vielleicht ist auch damit der Bereich der repräsentalen Reproduktion nicht erschöpft. Denn es muß als möglich anerkannt werden, daß gelegentlich auch Reizerregungen, die unter der Wahrnehmungsschwelle blieben, der unmittelbaren Repräsenz zugänglich werden, wenn die ursprünglich hemmenden Bedingungen abgelenkter Aufmerksamkeitsspannung nach kurzer Zwischenzeit aufgehoben werden. Allerdings kann auch in diesen Fällen das Dunkel des Unterbewußtseins täuschend wirken. Andrerseits sehe ich keinen zwingenden Grund gegen die Hypothese, daß auch jene Erregungen Residuen hinterlassen, die unter der genannten Bedingung nachträglich Repräsente auslösbar machen. Nur verdienen sie in keinem Fall die Einschätzung, die ihnen in den Kreisen der Psychoanalytiker zuteil geworden ist.

Sicher ist ferner, daß alle Arten von Repräsenten auch als Ergänzungen vorliegender Sinneswahrnehmungen auftauchen können. Im Verlauf von Wahrnehmungen, deren Dauer nicht allzu kurz ist, pflegen sie sich auch dann einzustellen, wenn die Aufmerksamkeit nicht hochgradig gespannt ist (vgl. S. 31f.). Ist die Wahrnehmung zur Beobachtung gesteigert, so sind sie fast ausnahmslos zu konstatieren. Ohne Ausnahme endlich da, wo es sich um erweiternde Beobachtungen unvollständig erforschter oder fremdartiger Gegenstände handelt. Je nach der augenblicklichen intellektuellen und emotionellen Bewußtseinslage und deren Erregungsbedingungen sind es Erinnerungen, Einbildungen, abstrakte Vorstellungen oder verwickelter zusammengesetzte repräsentale Gebilde, die sich an den Verschmelzungsbestand der Wahrnehmung bereichernd anschließen. Und so weit das Gedächtnis in der Reihe der Organismen hinunterreicht, sind sie gemäß den prävalierenden Sinnen, bei uns insbesondere auch individuell durch die Gedächtnistypen differenziert. Überall aber, auch bei reichster Entwicklung des anschaulichen Vorstellens, bei lebendigster Intuition, überwiegen bei uns die Abstrakta, die durch wiederholte Wahrnehmung verdichtet sind, sowie die Repräsente verwickelterer Gedankenreihen. Sie sind im anschaulichen Vorstellen nur konkreter gestaltet und weniger formuliert.

Auch wenn wir uns vorerst auf das wahrnehmende Erkennen beschränken, in dem die apperzeptive Ergänzung ausschließlich durch Repräsente einfacheren Baues gegeben ist, müssen wir verschiedene Typen unterscheiden. Wir trennen erstens das unmittelbare repräsental ergänzte Wahrnehmen von den mannigfaltigen Formen mittelbaren wahrnehmenden Erkennens, d. i. von denen, deren Enderfolg durch einen vermittelnden Vorstellungsverlauf bedingt ist. Wir haben ferner in beiden Fällen die Wahrnehmungstypen, bei denen die repräsentale Ergänzung in den eigentlichen Wahrnehmungsbestand eingeflochten ist, so gut es geht, von denjenigen zu sondern, in denen sie dem Verschmelzungsbestand erst nachträglich zufließt. Auch bei der nachträglichen Ergänzung aber ist Verschiedenes auseinanderzuhalten. Die hinzutretenden Ergänzungen können sachlicher Art sein, Repräsente von früher wahrgenommenen Merkmalen, Zuständen, begleitenden Umständen, Zweckbeziehungen usw. Sie können aber auch der sprachlichen Bezeichnung angehören, die wir hier von allen Sensationen reagierender Ausdrucksbewegungen allein in Betracht ziehen wollen. Dort dürfen wir von unformuliertem, hier von formulierendem Erkennen sprechen. Sodann haben wir das Sacherkennen vom Worterkennen zu trennen, die Fälle also, in denen uns ein sachlicher Gegenstand der Wahrnehmung, sei dies direkt oder in einem sachlichen Symbol (Zeichnung, Karte usw.), gegeben ist, und diejenigen, wo es sich um ein Sprachverständnis handelt. Denn auch dieses hat ein wahrnehmendes Erkennen, eben der gehörten oder gelesenen, also der akustisch oder optisch wahrgenommenen Worte zur Voraussetzung [31; 33]. Endlich haben wir uns daran zu erinnern, daß das Erkennen in allen vorgenannten Variationen ein Wiedererkennen in dem oben (S. 64) erörterten weiteren Sinne ist, aber auch ein Wiedererkennen mit Bekanntheitsbewußtsein, also in der engeren Bedeutung sein kann, die das Wort auch in unserem praktischen Sprachgebrauch besitzt.

Wir fragen nunmehr vorerst nach den Ursprungsbedingungen der repräsentalen Ergänzung.

Die nächstliegende, nicht lediglich der Assoziationspsychologie zugehörige, noch jetzt verbreitete Hypothese ist, daß der Bewußtseinsbestand der gegenwärtigen Wahrnehmung mit den ihm zugehörigen emotionellen Momenten die Bedingung für die Auslösung der ergänzenden Repräsente abgebe. Wiederholt ist dies seit Hume wie eine selbstverständliche Folge der überall angenommenen und auch hier festzuhaltenden Annahme erschienen, daß die repräsental ergänzende Reproduktion eine assoziative ist.

Die Hypothese, daß hier eine Reproduktion von Bewußtseinsinhalt zu Bewußtseinsinhalt, eine „Ideenassoziation“ stattfinde, ist jedoch ein Ungedanke. Sie folgt so wenig aus dem vorausgesetzten assoziativen Zusammenhang, daß sie geradezu als eine ihm widersprechende Behauptung angesehen werden muß. Denn es ist von jedem möglichen Gesichtspunkt aus unzulässig anzunehmen, der gegenwärtige Bewußtseinsbestand der Wahrnehmung sei mit den Residuen, die als Dispositionen für die apperzeptive Ergänzung wirken, assoziativ verknüpft. Die assoziative Verknüpfung kann vielmehr offenbar nur in den Residuen gesucht werden, die in dem vorliegendem Bewußtseinsinhalt durch die Reizkomponente unmittelbar erregt, in ihm mit der Reizerregung apperzeptiv verschmolzen sind. Nur die Residualkomponenten sind mit den repräsental ergänzenden Residuen assoziativ verbunden. Die repräsental ergänzende selbständige Reproduktion entsteht also dadurch, daß die reproduktive Erregung der Verschmelzungskomponente auf Glieder des residualen Inbegriffs überfließt, die mit den verschmolzenen assoziativ verbunden sind. Sie ist, kurz gesagt, eine Wirkung der unselbständigen, apperzeptiven Reproduktion. Aus diesem Grunde ist sie im wahrnehmenden Erkennen eine mittelbare, sekundäre gegenüber der demgemäß primären Reproduktion durch Verschmelzung. Anders ausgedrückt: die Verschmelzungsreproduktion ist im wahrnehmenden Erkennen die notwendige Bedingung für die erworbene assoziative; sie wird zur hinreichenden durch den assoziativen Zusammenhang der ihr zugehörigen Residuen mit denjenigen, welche die repräsentale Ergänzung bedingen. Sie ist sogar in jeder Hinsicht, nicht nur für das wahrnehmende Erkennen, die primäre, wenn anders all unser Erkennen, und damit unser Vorstellen überhaupt, mit der Sinneswahrnehmung anhebt.

Daraus folgt, daß es notwendig ist, eine zweite Erweiterung von der überlieferten Definition der Reproduktion, von der wir ausgingen (S. 14), vorzunehmen. Auch insofern besteht jene Abgrenzung nicht zu Recht, als sie annehmen läßt, daß das auslösende Glied durchgängig in einem Bewußtseinsinhalt zu suchen sei. Denn die Residualkomponente der apperzeptiven Verschmelzung ist die grundlegende Bedingung für die mittelbare, assoziative Reproduktion als die für sich genommen unbewußte Bedingung des gegenwärtigen Bewußtseinsbestandes der Wahrnehmung. Wohl zu beachten: nur die 'grundlegende' Bedingung. Denn die Sachlage ist auch hier, wie schon anzudeuten war, nicht ganz einfach. Die Residualkomponente der repräsental ergänzten Wahrnehmungserkenntnis ist in dem weiteren Sinne zu nehmen, der die Verschmelzungskomponente und die apperzeptive, hier die repräsentale Ergänzung in ihrer wiederholt erwähnten unfesten Begrenzung

(S. 49f.) einschließt. Nun liegt es nicht so, daß lediglich die Verschmelzungsglieder der Residualkomponente auf Grund ihrer unselbständigen Reproduktion die reproduzierende Bedingung für die ergänzende assoziative Reproduktion abgeben. Denn sobald irgendwelche der unselbständig reproduzierten Glieder der Residualkomponente irgendwelche der mit ihnen assoziierten Residuen selbständig reproduziert haben, können auch diese ergänzenden Erregungen, wiederum in bunten Formen, weitere ergänzende Repräsente auslösen. Die grundlegende Auslösung durch die Verschmelzungsglieder wird im allgemeinen durch die in ihr dominierenden Bestandteile (S. 50) erfolgen. Aber es können durch diese dominierenden Glieder auch solche ergänzenden ausgelöst werden, die mit dominierenden Gliedern der Ergänzung fest assoziiert sind, und diese dann die weitere selbständige Reproduktion übernehmen. Weiteres hierüber wird bei der Analyse der einzelnen Arten repräsentaler Ergänzung zu sagen sein.

Nicht alles läßt sich, schon im Hinblick auf die letztgenannten Verwicklungen, symbolisch veranschaulichen. Aber die Grundform der repräsentalen Ergänzung verträgt eine solche Erläuterung und fordert sie für später zu Erörterndes. Wir verwenden dazu das oben (S. 58) entworfene Apperzeptionssymbol I. Wir bezeichnen durch $A E$ die von der Verschmelzungskomponente aus assoziativ erregten Bestandteile der erweiterten Residualkomponente. $A E$ bedeute dementsprechend den so ausgelösten repräsentalen Bewußtseinsbestand, das Additionszeichen (+) die assoziative Reproduktion. Demnach können wir schreiben:

Apperzeptions-Symbol II.

$$\begin{array}{c} R_z K = \Pi_\varphi \\ R_s K = A_\varphi + A E \\ \hline E I (> W I) = E G = \int P_v A_v + A E \end{array}$$

Der Verlauf der assoziativen repräsentalen Reproduktion ist im Vorstehenden noch nicht ausreichend bestimmt. Die einleitende Erörterung über Assoziation und Reproduktion (S. 14f.) bedarf einer Ergänzung, und die Überlieferung über das Verhältnis der beiden individuell erworbenen Assoziationen durch Verflechtung und Ähnlichkeit in jeder ihrer mannigfachen Formen der Korrektur im Anschluß daran, daß diese selbständigen Reproduktionen Folgewirkungen der unselbständigen sind.

Als Ausgangspunkt für die Begründung, deren minutiöse Ausgestaltung sich selbst rechtfertigen möge, diene ein Fall, den ich zu einem Teil selbst eindrucksvoll erlebt habe, zum anderen an Ort und Stelle sicher erschließen konnte. Dem Lotsen, der bei schwerem Wetter einen Dampfer durch ein gefahrdrohendes Klippengewirr nach dem Hafen zu führen hat, fließen von Glied zu Glied die optischen, vielleicht auch taktile und motosensorische Repräsente der nächstfolgenden Klippen und der Fahrrinne zwischen ihnen zu. Dem Fahrgast dagegen, der die Schönheit der sich ihm zum ersten Male erschließenden Szenerie bewundert, kommen die optischen Repräsente einer ähnlichen, früher geschauten Landschaft erneut zum Bewußtsein.

Vorausgesetzt sind für Beide aufeinanderfolgende Klippengruppen. Der Deutlichkeit und Kürze wegen zerlegen wir die Gruppen, die ohne feste Grenzen ineinander verfließen, in einzelne festbegrenzte Abteilungen:

$$A \rightarrow B \rightarrow C \rightarrow D \rightarrow E$$

Jede einzelne sei dementsprechend durch einen geschlossenen Inbegriff charakterisiert. So sei die erste:

$$A = (k - l - m - n - o)$$

Für den L o t s e n komme die Gesamtreihe nach p vorangegangenen zum r-ten Male zur Wahrnehmung. Wenn wir für jede der aufeinander folgenden Wahrnehmungen eine als repräsentative nehmen, können wir die Folge dieser Wahrnehmungen durch

$$(A \rightarrow B \rightarrow C \rightarrow D \rightarrow E)_r \qquad \text{Ia}$$

bezeichnen.

Die Aufmerksamkeit des Lotsen ist in erster Linie auf den Verlauf der Fahrrinne und deren gefahrdrohende Umgebung gespannt. Die Merkmale der einzelnen repräsentativen Wahrnehmungen sind also einander nicht koordiniert. Es dominieren, auch durch ihren Affektwert, die für den Unkundigen vielleicht kaum merkbaren Bestimmungen, an denen er sich in erster Linie orientiert. Wir heben sie in den Symbolen durch fetten Druck heraus. So wird das erste repräsentative Glied der r-ten Wahrnehmungsreise des Lotsen zu

$$A_r = (\boldsymbol{k} - \boldsymbol{l} - m - n - o)_r \qquad \text{IIa}$$

Vorausgesetzt sind für den Lotsen p vorangegangene Wahrnehmungen gleicher Orientierung:

$$(A \rightarrow B \rightarrow C \rightarrow D \rightarrow E)_{1 \ldots p} \qquad \text{IIIa}$$

mit ihren je ersten Gliedern:

$$A_{1 \ldots p} = (\boldsymbol{k} - \boldsymbol{l} - m - n - o)_{1 \ldots p} \qquad \text{IVa}$$

Vorausgesetzt sind für den Lotsen damit auch die Gedächtnisresiduen der Gesamtreihe:

$$(\boldsymbol{A} \rightarrow B \rightarrow \Gamma \rightarrow \Delta \rightarrow E)_{1 \ldots n} \qquad \text{Va}$$

in ihren einzelnen Gliedern, in denen die Residuen der dominierenden Merkmale in beherrschender Funktion beharren, also z. B.:

$$\boldsymbol{A}_{1 \ldots n} = (\varkappa - \lambda - \mu - \nu - \omega)_{1 \ldots n}, \qquad \text{VIa}$$

sowie die entsprechenden möglichen Repräsente, also für die Gesamtreise:

$$(\mathfrak{A} \rightarrow \mathfrak{B} \rightarrow \mathfrak{C} \rightarrow \mathfrak{D} \rightarrow \mathfrak{E})_{1 \ldots \mathfrak{p}} \qquad \text{VIIa}$$

und für deren einzelne Glieder, z. B.:

$$\mathfrak{A}_{1 \ldots \mathfrak{p}} = (\boldsymbol{\mathfrak{k}} - \boldsymbol{\mathfrak{l}} - \mathfrak{m} - \mathfrak{n} - \mathfrak{o})_{1 \ldots \mathfrak{p}} \qquad \text{VIIIa}$$

Schon bei der Wahrnehmung des ersten Gliedes $\boldsymbol{A}_r$, so wollen wir annehmen, werden für den Lotsen die ihm folgenden Wahrnehmungen, in erster Reihe die nächstfolgende repräsent. Es treten für ihn also bei A_r die assoziativen Ergänzungen

$$(\boldsymbol{\mathfrak{B}} \rightarrow \mathfrak{C} \rightarrow \mathfrak{D} \rightarrow \mathfrak{E})_{1 \ldots \mathfrak{p}} \qquad \text{IXa}$$

durch Verflechtung über die Schwelle des Bewußtseins.

Daraufhin können wir den Apperzeptionsvorgang, der für den Lotsen bei der Wahrnehmung A_r stattfindet, wie folgt symbolisch konstruieren.

Die Reizkomponente für A_r, d. i.

$$R_z\, K^r = \boldsymbol{\Pi}^{\varrho}_{\varphi}$$

bedarf keiner Erläuterung. Die zugehörige Residualkomponente im weiteren Sinn, also der Inbegriff der Verschmelzungskomponente und der durch sie bedingten assoziativen Ergänzung, also:

$$R_s\, K^r = \boldsymbol{A}^{\varrho}_{\varphi} + \mathit{\Delta}\, E^{\varrho}$$

läßt sich nach dem Vorstehenden für das erste Glied

$$A_{\varphi}^{\varrho} = (\varkappa - \lambda - \mu - \nu - \omega)_{1 \ldots \varrho} \qquad \text{Xa}$$

schreiben, und für das zweite

$$A\,E^{\varrho} = (B \rightarrow \Gamma \rightarrow \Delta \rightarrow E)_{1 \ldots n} \qquad \text{XIa}$$

das Apperzeptionssymbol für den Lotsen wird demnach

$$\text{XIIa} \quad \frac{R_z K^r = \Pi_{\varphi}^{\varrho} \qquad R^z K^r = A_{\varphi}^{\varrho}(\varkappa - \lambda - \mu - \nu - \omega)_{1 \ldots \varrho} + (B \rightarrow \Gamma \rightarrow \Delta \rightarrow E)_{1 \ldots n}}{E\,I (> W I) = E\,G = \int P_v^r A_v^r (\boldsymbol{k} - \boldsymbol{l} - m - n - o)_r + \mathfrak{A}\,\mathfrak{E}^{\mathfrak{r}} (\mathfrak{B} \rightarrow \mathfrak{C} \rightarrow \mathfrak{D} \rightarrow \mathfrak{E})_{1 \ldots \mathfrak{p}}}$$

oder kürzer

$$= \mathfrak{A}_{\mathfrak{r}} + (\mathfrak{B} + \mathfrak{C} + \mathfrak{D} + \mathfrak{E})_{1 \ldots \mathfrak{p}}$$

Versuchen wir daraufhin, den Schematismus für den ergänzten Wahrnehmungsbestand des Fahrgastes abzuleiten, so ist es der Analogie wegen zweckmäßig, die vorausgesetzte Ähnlichkeitsreproduktion ebenfalls schon an das erste Glied der Wahrnehmungsreihe anzuknüpfen. Verstärkt sie sich in den folgenden repräsentativen Wahrnehmungen, so wiederholt sich der Verlauf, nur mit dem Unterschiede, daß in den nachfolgenden ähnlichen Gliedern auch eine direkte Verflechtungsreproduktion von der zuerst ausgelösten Ähnlichkeitsrepräsentation aus mitwirkt.

Wir bezeichnen die für den Fahrgast neue Reihe der Wahrnehmungsgruppen durch:

$$(A \rightarrow B \rightarrow C \rightarrow D \rightarrow E)_I \qquad \text{Ib}$$

Bei der symbolischeu Wiedergabe der repräsentativen Wahrnehmung A_I ist von vornherein zu beachten, daß die dominierenden Bestandteile ihres durch Verschmelzung ausgelösten Gehalts für den Fahrgast andere sind, als für den Lotsen. Nicht die Fahrrinne und ihre Umgebung, sondern die Schönheit der Landschaft mit ihrem für den Fahrgast ganz andersartigen emotionellen Gehalt gibt die beherrschenden Glieder. Die Funktion, die $\boldsymbol{k}_r$ und $\boldsymbol{l}_r$ nach IIa bei dem Lotsen ausübten, sei hier durch $\boldsymbol{m}_I$ und $\boldsymbol{n}_I$ wiedergegeben. Wir erhalten also die Verschmelzungsglieder:

$$A_I = (k - l - \boldsymbol{m} - \boldsymbol{n} - o)_I \qquad \text{IIb}$$

Die für den Reproduktionsverlauf in dem Lotsen grundlegende Voraussetzung von p früheren Wahrnehmungen fehlt für den Fahrgast, also

$$(A \rightarrow B \rightarrow C \rightarrow D \rightarrow E)_{1 \ldots p} \qquad \text{IIIa: } vacat$$

Statt der ersten dieser früheren Wahrnehmungen des Lotsen (A_{p-1}) kommt für die apperzeptive Ergänzung der neuen Wahrnehmung des Fahrgastes (A_I) die ältere Wahrnehmung einer ähnlichen Klippengruppe (A_a) in Betracht. Sie sei eine einmalige, aber eindringliche gewesen, so daß sie sich dem Gedächtnis fest eingeprägt hat. Dann genügt für unseren Zweck die weitere Annahme, daß die frühere Wahrnehmung (A_a) der gegenwärtigen (A_I) in allen wesentlichen Bestandteilen ähnlich gewesen ist. Die mögliche Verwicklung, die dann entstände, wenn einzelne der früheren Bestandteile als jetzt ausfallend andere, gegenwärtige als damals fehlend postulieren würden, ergäbe, wie ich mich überzeugt habe, nur eine undurchsichtige und hier belanglose Beschwerung der Symbole. Wir begnügen uns demgemäß, die Differenzen von A_I und A_a lediglich an denselben Merkmalen durch den Unterschied der Indices zu charakterisieren. Wir setzen demnach:

$$A_a = (k - l - \boldsymbol{m} - \boldsymbol{n} - o)_a \qquad \text{IVb}$$

Mit den in IIIa symbolisierten früheren Wahrnehmungsreihen des Lotsen fehlen dem Fahrgast auch deren Residuen, also:

$$(A \rightarrow B \rightarrow \Gamma \rightarrow \Delta \rightarrow E)_{1 \ldots \pi} \qquad \text{Va } (vacant)$$

Es steht dem Fahrgast statt $A_{1 \ldots \pi}$ vielmehr das Residuum der älteren ähnlichen Wahrnehmung (A_a), d. i.:

$$A_a = (\varkappa - \lambda - \mu - \nu - \omega)_a \qquad \text{VIb}$$

zur Verfügung[1]).

Mit der Reihe Va fehlen ihm ferner selbstverständlich deren Repräsente, also:

$$(\mathfrak{A} \rightarrow \mathfrak{B} \rightarrow \mathfrak{C} \rightarrow \mathfrak{D} \rightarrow \mathfrak{E})_{1 \ldots \mathfrak{p}} \qquad \text{VIIa } (vacant)$$

und damit auch diejenigen ihrer Glieder, speziell:

$$\mathfrak{A}_{1 \ldots p} = (\mathfrak{k} - \mathfrak{l} - \mathfrak{m} - \mathfrak{n} - \mathfrak{o})_{1 \ldots p} \qquad \text{VIIIa } (vacat)$$

---

[1]) Die hervorgehobenen griechischen Buchstaben sind nicht fett, sondern in etwas größeren Lettern gedruckt.

Und an die Stelle von:

$$(\mathfrak{B} \rightarrow \mathfrak{C} \rightarrow \mathfrak{D} \rightarrow \mathfrak{E})_{1 \ldots \mathfrak{p}} \qquad \text{IXa } (vacat)$$

tritt hier:

$$\mathfrak{A}_{\mathfrak{a}} = (\mathfrak{k} - \mathfrak{l} - \mathfrak{m} - \mathfrak{n} - \mathfrak{o})_{\mathfrak{a}} \qquad \text{IXb}$$

Damit ist auch hier der Weg für die Konstruktion des Apperzeptionsverlaufs geebnet.

Der objektive Reizbestand ist für den Fahrgast kein anderer als für den Lotsen. Dementsprechend ist auch die Reizkomponente, für sich genommen, bei beiden die gleiche. Wir bezeichnen daher lediglich den Umstand, daß sie bei verschiedenen Personen wirksam wird, indem wir sie für den Fahrgast schreiben:

$$R_z\, K^I = \Pi^I_\varphi.$$

Anders steht es dagegen um die Residualkomponente des Fahrgastes:

$$R_s\, K^I = A^I_\varphi + A\, E^I.$$

Ihr Verschmelzungsanteil:

$$A^I_\varphi = (\varkappa - \lambda - \mu - \nu - \omega)_I \qquad \text{Xb}$$

stammt aus A_a, nicht wie bei dem Lotsen aus $A_{1 \ldots p}$. Er enthält zum Teil dieselben Glieder wie der Verschmelzungsanteil des Lotsen A^φ_ϱ. So $\varkappa - \lambda - \omega$, sowie das, was in den $\mu - \nu$ den $\mu - \nu$ von A^φ_ϱ gleich ist. Diese residualen Momente müssen wir als die Verschmelzung, und damit die Apperzeption einleitende denken. Sonst könnte die entstehende Wahrnehmung nicht als A_a ähnlich erkannt werden. Dieses Gleiche löst überdies die entsprechende Umspannung der Aufmerksamkeit aus. Denn bis zum Beginn der Verschmelzung, und damit der Ähnlichkeitserkenntnis war die Aufmerksamkeit des Fahrgastes gemäß seiner gegenwärtigen emotionellen Bewußtseinslage und deren Bedingungen nur auf das Reizvolle des neuen landschaftlichen Eindrucks gerichtet. Das steckt in dem, was aus den $\mu - \nu$ des Lotsen die $\mu - \nu$ des Fahrgastes macht, und damit den residualen Inbegriff, auch für das Absinken der $\varkappa - \lambda$ des Lotsen zu einem bloßen $\varkappa - \lambda$, anders gestaltet.

Stärker noch ist für beide Fälle der Unterschied der apperzeptiven repräsentalen Ergänzung. Für sie kommen in noch höherem Grade andere Einstellungen in Betracht. Sie war für den Lotsen:

$$AE^{\varrho} = (B \rightarrow \Gamma \rightarrow \Delta \rightarrow E)_{1\ldots\pi} \qquad \text{XIa } (vacat)$$

und bedingte die Erwartungsspannung, die A_r zu $B_r\ldots$ führte.

Hier dagegen ist sie der Inbegriff der Repräsente der früheren, ähnlichen Wahrnehmung:

$$A\,E^{I}\,(\varkappa - \lambda - \mu - \nu - \omega)_{a} \qquad \text{XIb}$$

ohne notwendigen Zubehör einer Erwartungsspannung für den weiteren Verlauf der Wahrnehmungen.

Das Apperzeptionssymbol für den Fahrgast ist somit:

$$R_z\,K^{I} = \Pi^{I}_{\varphi} \qquad \text{XIIb}$$

$$\frac{R_z\,K^{I} = A^{I}_{\varphi}\,(\varkappa - \lambda - \mu - \nu - \omega)_{I} + AE^{I}\,(\varkappa - \lambda - \mu - \nu - \omega)_{a}}{EI(> WI) = EG = \int P_v\,A^{I}_{v}\,(k - l - m - n - o)_{I} + \mathfrak{A}\,\mathfrak{E}\,(\mathfrak{k} - \mathfrak{l} - \mathfrak{m} - \mathfrak{n} - \mathfrak{o})_{a}}$$

oder kürzer

$$= A_{I} + \mathfrak{A}\,\mathfrak{E}^{I}\,(\mathfrak{k} - \mathfrak{l} - \mathfrak{m} - \mathfrak{n} - \mathfrak{o})_{a}$$

Die Konsequenzen dieser Analyse machen es nicht überflüssig, ihre Ergebnisse anschaulich zusammenzustellen:

Formeln a: Lotse		Formeln b: Fahrgast
$(A \rightarrow B \rightarrow C \rightarrow D \rightarrow E)_r$	I	$(A \rightarrow B \rightarrow C \rightarrow D \rightarrow E)$
$A_r = (k - l - m - n - o)_r$	II	$A_I = (k - l - m - n - o)_I$
$(A \rightarrow B \rightarrow C \rightarrow D \rightarrow E)_{1\ldots p}$	III	vacat
$A_{1\ldots p} = (k - l - m - n - o)_{1\ldots p}$	IV	$A_a = (k - l - m - n - o)_a$
$(A \rightarrow B \rightarrow \Gamma \rightarrow \Delta \rightarrow E)_{1\ldots\pi}$	V	vacat
$A_{1\ldots\pi} = (\varkappa - \lambda - \mu - \nu - \omega)_{1\ldots\pi}$	VI	$A_a = (\varkappa - \lambda - \mu - \nu - \omega)_a$
$(\mathfrak{A} \rightarrow \mathfrak{B} \rightarrow \mathfrak{C} \rightarrow \mathfrak{D} \rightarrow \mathfrak{E})_{1\ldots\mathfrak{p}}$	VII	vacat
$\mathfrak{A}_{1\ldots\mathfrak{p}} = (\mathfrak{k} - \mathfrak{l} - \mathfrak{m} - \mathfrak{n} - \mathfrak{o})_{1\ldots\mathfrak{p}}$	VIII	vacat
$(\mathfrak{B} \rightarrow \mathfrak{C} \rightarrow \mathfrak{D} \rightarrow \mathfrak{E})_{1\ldots\mathfrak{p}}$	IX	$\mathfrak{A}_a = (\mathfrak{k} - \mathfrak{l} - \mathfrak{m} - \mathfrak{n} - \mathfrak{o})_a$
$A^{\varrho}_{\varphi} = (\varkappa - \lambda - \mu - \nu - \omega)_{1\ldots\varrho}$	X	$A^{I}_{\varphi} = (\varkappa - \lambda - \mu - \nu - \omega)_I$
$AE^{\varrho} = (B \rightarrow \Gamma \rightarrow \Delta \rightarrow E)_{1\ldots\pi}$	XI	$AE_I = (\varkappa - \lambda - \mu - \nu - \omega)_a$
$R_z\,K_r = \Pi^{\varrho}_{\varphi}$	XII	$R_z\,K^{I} = \Pi^{I}_{\varphi}$

Lotse

$$\frac{R_s K^r = A^o_\varphi (\varkappa - \lambda - \mu - \nu - \omega)_{1 \ldots \pi} + AE^\varrho (B \to \Gamma \to \Delta \to E)_{1 \ldots \pi}}{\begin{aligned} EI(> WI) = EG = \int P^r_v A^r_\nu (k - l - m - n - o) \\ + \mathfrak{A} \mathfrak{E}^r (\mathfrak{B} \to \mathfrak{C} \to \mathfrak{D} \to \mathfrak{E})_{1 - \gamma} \\ = A_r + \mathfrak{A} \mathfrak{E} (\mathfrak{B} \to \mathfrak{C} \to \mathfrak{D} \to \mathfrak{E})_{1 \ldots \mathfrak{p}} \end{aligned}}$$

Fahrgast

$$\frac{R_s K^l = A^I_\varphi (\varkappa - \lambda - \mu - \nu - \omega)_I + AE (\varkappa - \lambda - \mu - \nu - \omega)_a}{\begin{aligned} EI(> WI) = EG = \int P^I_v A^I_v (k - l - m - n - o)_I \\ + \mathfrak{A} \mathfrak{E} (\mathfrak{k} - \mathfrak{l} - \mathfrak{m} - \mathfrak{n} - \mathfrak{o})_\mathfrak{a} \\ = A_l + \mathfrak{A} \mathfrak{E} (\mathfrak{k} - \mathfrak{l} - \mathfrak{m} - \mathfrak{n} - \mathfrak{o})_\mathfrak{a} \end{aligned}}$$

Auf die mannigfachen teils andersartigen, teils verwandten Versuche, die seit Hartley und Hume unternommen worden sind, um die Arten der Assoziation zu gliedern, gehe ich nicht ein. Ich ziehe lediglich die Konsequenzen aus dem vorstehenden Ergebnis.

Die unselbständige, apperzeptive Reproduktion bestimmt demnach auch das Verhältnis der beiden individuell erworbenen assoziativen, soweit diese sich, wie ursprünglich durchaus, an eine Wahrnehmung anschließen. Sie sind beide einander auch insofern nicht koordiniert (S. 13), als das auslösende Moment auch für die Reproduktion durch Ähnlichkeit in der Wahrnehmung auf dem Verflechtungszusammenhang beruht, der die durch Verschmelzung reproduzierten Residuen mit den übrigen Gliedern der Residualkomponente verbindet. Wie die Assoziation durch Ähnlichkeit, so ist demnach auch die ihr entsprechende Reproduktion gegenüber der sekundären Assoziation und Reproduktion durch Verflechtung eine tertiäre. Nur die Richtung beider Reproduktionen, nicht ihre Grundlage, ist eine verschiedene. Sie vollzieht sich dort gemäß der Verflechtungs-, hier gemäß der Ähnlichkeitsordnung der mannigfachen Residualgruppen, als deren Glied wir die Residualkomponente im weiteren Sinn zu bestimmen hatten. Aufeinander zurückführen lassen sich daher die beiden Arten von Reproduktionen so wenig, wie die ihnen zugrunde liegenden Assoziationen.

Wie weit wir in beiden Fällen die Grenzen der apperzeptiven Ergänzung und damit der Residualkomponente nehmen, hängt davon ab, was wir als der vorliegenden Wahrnehmungserkenntnis zugehörig bestimmen. Das aber bleibt hier wie dort, sowohl bei ausfüllendem, wie bei erweiterndem Erkennen, einigermaßen Sache der Willkür. Denn in beiden Richtungen geht die apperzeptive Ergänzung unmerklich in den weiteren Reproduktionsverlauf über, der sich an die Wahrnehmung anschließt (49f.).

Kapitel VI

Die Hauptarten des repräsental ergänzten wahrnehmenden Erkennens

Durch das Vorstehende sind wir gerüstet, die Funktionen der repräsentalen apperzeptiven Ergänzung in den ersten der oben (S. 21) unterschiedenen Arten des wahrnehmenden Erkennens genauer zu bestimmen.

Wir beginnen mit dem unmittelbaren repräsental ergänzten Wahrnehmungserkennen, und zwar unter der Voraussetzung, daß es ein intuitives ist, bei dem die ergänzenden Bewußtseinsinhalte dem Wahrnehmungsbestand eingeflochten sind.

Daß ein solches Erkennen unmittelbar, ohne hinzutretende Reflexion, d. i. ohne vermittelnden Vorstellungsverlauf, erfolgen kann und bei vertrauten Gegenständen häufig erfolgt, bedarf nach den Erörterungen über das repräsental unergänzte Erkennen keiner Begründung mehr. Der früher gelegentlich geäußerte Widerspruch gegen die Wirklichkeit eines solchen Erkennens darf als erledigt gelten. Es ist ein intuitives, unformuliertes, sofern die repräsentalen Ergänzungen nicht dem Gebiet der Sprache angehören, also nur sachlich gegenständlicher (und emotioneller) Natur sind. Eingeflochten in den Verschmelzungsbestand ist die Ergänzung dann, wenn sie ohne weiteres als ein Glied des wahrnehmenden Erkennens hingenommen wird. Dies kann sowohl dann eintreten, wenn der wahrgenommene Gegenstand einen simultanen, als auch dann, wenn er, wie zumeist, einen sukzessiven Inbegriff ausmacht. Wenn es im zweiten Fall lediglich die einzelnen, schnell einander folgenden, simultan erfaßten Glieder der Wahrnehmungsreihe trifft, ist es besonders schwer konstatierbar. Der Regel nach findet es sich nur bei Wahrnehmungen vertrauter Gegenstände: hauptsächlich, aber nicht ausschließlich da, wo kein Interesse erregt wird, sowie da, wo die Aufmerksamkeit abgelenkt ist, also einen weitergehenden Ergänzungsverlauf hemmt. Nicht notwendig ist dieses Erkennen ein adäquates. Es kann ein unbestimmt subsumierendes, es kann auch ein Verkennen bis hin zum illusionären sein. Wenn wahrgenommen scheint, was tatsächlich nur apperzeptiv ergänzt ist, hat es sogar stets einen illusionären Charakter. Selbstverständlich ist es nicht auf das menschliche Wahrnehmen beschränkt. Es reicht in die Tierreihe so weit hinunter, wie das Gedächtnis und die ihm entspringende Repräsentation. Aber es wäre hoffnungslos, dort nach Beispielen zu suchen. Das ist schon für unser wahrnehmendes Erkennen nicht ganz leicht, weil dieser Typus selten rein ausgeprägt ist. Deutliche Belege lassen sich aus dem oben abgedruckten Brief von Dodge (S. 32f.) und Helmholtz' früher zitierter Bemerkung über den Unterschied von „Perzeption“ und „Anschauung“ herauslesen. Andere finde ich darin, daß ich ab und zu beim Durchschreiten eines vertrauten Zimmers im Dunkeln die dabei zu vermeidenden Möbel in schwachen Andeutungen ihrer Tageslichtfarbe sehe, und bei Gesichtswahrnehmungen von Werkzeugen ihre Härte oder Schärfe, hin und wieder auch bei bloß optischen Wahrnehmungen charakteristisch schmeckender oder riechender Gegenstände deren Geschmack oder Geruch scheinbar mitempfinde. Auffallend war mir im mehrjährigen Zusammenarbeiten mit Dodge, der ein virtuoser Mechaniker ist, wie ihm die von uns konstruierten Apparate stets lebendig waren: er empfand scheinbar, indem er sie sah, das Zusammenwirken ihrer Bestandteile und deren wechselseitige Hemmungen. Analoges haben ähnlich Begabte, so auch Helmholtz, von sich berichtet. Auch das illusionäre Verkennen von Reizen im Halbschlaf, in visionären Zuständen und in der Hypnose liefert bei vorsichtiger Analyse Beispiele, die ich für den ersten Fall aus eigener Erfahrung beibringen könnte. Auch die emotionellen Bestände, die bei interessierenden Gegenständen dem Wahrnehmungsbewußtsein eingeflochten sein können, sind nicht notwendig lediglich emotionale Neuerregungen (S. 83), sondern vielfach durch Repräsente früherer Emotionen mitbedingt.

So völlig können alle diese Ergänzungen auch unter normalen Bedingungen gegenwärtige Wahrnehmungsinhalte, also repräsental unergänztes Erkennen vortäuschen, daß es erst der nachträglich einsetzenden geschulten Beobachtung möglich wird, ihren repräsentalen Charakter zu erkennen, und auch dies nur dann, wenn wir sicher werden können, daß die entsprechenden Verschmelzungsreize fehlen. Oft genug haben Wahrnehmungen dieser Art den Glauben erzeugt, daß ihre repräsentalen Glieder tatsächlich wahrgenommen seien. Noch schwieriger ist, die so ergänzten Wahrnehmungen von denen zu trennen, in denen die Ergänzung nachträglich eintritt. Die Mängel unserer Zeitunterscheidung spotten jedes festen Kriteriums für die Simultaneïtät des Bewußtseins.

Der assoziative Ursprung dieser Ergänzung bedarf keiner Begründung. Seine Besonderheit liegt darin, daß die Verschmelzungsreproduktion sich anscheinend schon von vornherein zur assoziativen erweitert, daß also auch hier ein Übergang von Verschmelzungs zur assoziativen Reproduktion stattfindet (S. 56). Er kann so schnell erfolgen, daß ein Zeitverlauf subjektiv nicht konstatierbar wird. Maßgebend dafür ist wohl weniger, daß die assoziative Erregung sich an irgendwelche determinierenden Bestandteile des Reizes anschließt, als daß die Residuen der Repräsente mit den apperzeptiv erregten besonders fest verknüpft sind, vielfach wohl so, daß ein besonders disponiertes oder entwickeltes Gedächtnis die Repräsente darbietet. Assoziationen durch Verflechtung haben wir in diesen Fällen überall da anzunehmen, wo der Gegenstand adäquat, oder in weniger bestimmter, aber richtiger Subsumtion erkannt ist. Soweit dagegen ein Verkennen eintritt, ist die Assoziation durch Ähnlichkeit mitverantwortlich zu machen. Darüber entscheiden, wie für alles Verkennen, sehr verschiedenartige Bedingungen der gegenwärtigen Erregungslage: Unaufmerksamkeit, vorherrschender Gedächtnistypus, hypnotische oder illusionierende Einschränkung, endlich auch gewohnheitsmäßig festgewordene, durch Erwartung vorbestimmte oder anomaler Weise vorherrschende Residualgruppen von besonders leichter Erregbarkeit.

Leicht, wie wir sahen, gehen die repräsentalen Ergänzungen, die dem sachlichen Wahrnehmungsbewußtsein immanent sind, in solche über, die ihm nachträglich zufließen. Wie schwer es sein kann, diese von jenen zu trennen, wie verfließend die Grenzen zwischen beiden Arten des wahrnehmenden Erkennens sind, zeigt schon ein Rückblick auf die einander widersprechenden Aussagen über den Wahrnehmungsbestand, den wir als repräsental unergänzt herausschälen konnten. Dennoch gibt es Fälle genug, in denen der Typus der sukzessiven Ergänzung rein heraustritt, auch wenn wir vorerst lediglich wieder sachliche Repräsente in Betracht ziehen. Sie lassen sich finden, wo immer wir bei einem Gegenstande der Wahrnehmung verweilen, insbesondere dann, wenn unsere Aufmerksamkeit um den Wahrnehmungsinhalt konzentriert ist und reiche residuale Hilfen zur Verfügung stehen. Sie sind stets vorhanden, wenn die Wahrnehmung zur verifizierenden Beobachtung anschwillt. Allerdings wird die Wahrnehmung gerade dann zur Wahrnehmungsreihe, deren sukzessive Glieder zu isolieren eine kaum reinlich lösbare Aufgabe bleibt. Immerhin würde es lohnend sein, die Frage experimentell genauer zu prüfen. Aber die gegenwärtig oft unterschätzten „Schreibtischbeobachtungen", die doch den Tadel nur verdienen, wenn sie nicht Berichte über Selbsterlebtes sind, machen sicher, daß die sukzessive sachliche Ergänzung durch Repräsente um so deutlicher ist, je weiter deren assoziativer Ort von dem gegenwärtigen Verschmelzungsbestand absteht, je reicher demnach der repräsentale Bestand ist. Ist endlich der repräsentale Zuwachs in jedem seiner Glieder sukzessiver Natur, ergänzt sich etwa eine Gesichtswahrnehmung durch Repräsente von Klängen, Geräuschen oder abliegenden taktilen und motorischen Sensationen, so kann kein Zweifel obwalten; ebensowenig dann, wenn die Ergänzung zur Repräsentation eines dem vorliegenden ähnlichen Gegenstandes hinleitet.

Bisher haben wir direkte Sachwahrnehmungen vorausgesetzt. Bei symbolischen Wahrnehmungen dieser Art, insbesondere optischen, bei Zeichnungen, Bildern, Karten usw. vertrauter Gegenstände, ist der Sachverhalt in mehrfacher Hinsicht ein anderer, auch wenn wir davon absehen, daß diese Symbole vielfach zugleich mit sprachlichen Erläuterungen gegeben werden oder Namen ihnen eingeschlossen sind. Daß auch in diesen Fällen unergänzte Wahrnehmungen möglich sind, haben wir oben gesehen.

Wir behandeln die sachlichen symbolischen Wahrnehmungen unter der Voraussetzung, daß sie mit den vertrauten symbolisierten Gegenständen durch Ähnlichkeit verknüpft sind, sei es durch so große, wie bei Bildern, Statuen, Modellen, sei es durch so geringe, wie etwa bei geographischen Karten. Unter diesen Voraussetzungen erfolgt die assoziative repräsentale Ergänzung durch Ähnlichkeitsreproduktion, bei günstigen Bedingungen in der noch zu erörternden Weise des eigentlichen Wiedererkennens. Bei Symbolen vertrauter Gegenstände vollzieht sie sich wohl in einer Zwischenform zwischen diesem und dem oben (S. 64) erschlossenen Wiedererkennen im weiteren Sinne. Denn es kann dann jeder ausführende Vorstellungsverlauf, der frühere Orts- und Zeitbestimmungen repräsent werden läßt, vollständig fehlen. Das kann erst später erklärt werden. Hier genüge es darauf hinzuweisen, daß das Erkennen auch in dieser Zwischenform ein unmittelbares sein kann, auch dann, wenn für die assoziative Reproduktion nicht sowohl der verschmolzene Inbegriffcharakter, sondern viel mehr Residualerregungen seiner determinierenden Merkmale die auslösenden Bedingungen abgeben. Ein vermittelnder Vorstellungsverlauf braucht bei dem Geschulten sogar da nicht einzutreten, wo die Ähnlichkeit so gering ist, wie bei flüchtigen Zeichnungen dreidimensionaler räumlicher Gebilde. Vorausgesetzt ist freilich bei dem allen, daß die Repräsentation, durch Aufmerksamkeit und ein gut funktionierendes optisches Gedächtnis unterstützt, hinreichend lebendig ist. Fehlen diese Bedingungen, so können wir uns in abgekürztem Verfahren ohne wirkliche Repräsentation, also mit unergänzter Wahrnehmung begnügen, freilich so, daß sie ihren Charakter als künstlich isolierten Grenzfall behält. Wenn ferner die repräsentale Ähnlichkeitsergänzung zustande kommt, kann dies in allen Stufen der Deutlichkeit und allen Graden der Lebendigkeit geschehen. Es bleibt also für individuelle Unterschiede auch hier der breiteste Raum. Falls die Repräsentation des symbolisierten Gegenstandes besondere Anstrengungen unwillkürlicher Aufmerksamkeit erfordert, pflegen diejenigen, deren optisches Gedächtnis nur mäßig funktioniert, mit dem Symbol selbst zufrieden zu sein. Mir ist dies bei geometrischen und stereometrischen Symbolen früh aufgefallen. Ich konnte mir schon früh, wenn ich mir Mühe gab, auch verwickeltere stereometrische Gebilde auf Grund vorliegender

Figuren repräsent machen; aber ich tat es zumeist nicht, wenn ich ohne solche Repräsentation auskam. Dann haben wir Fälle des paradoxen typisch Allgemeinen [**29**, § 124], in denen lediglich die vorliegende konkrete Figur das definierte Allgemeine repräsentiert, ohne daß der Inbegriffscharakter — hier in Form eines dynamischen Hinter- oder gar Vordergrundes des Bewußtseins — konstatierbar ist.

Eingeschränkt aber ist auch das optische symbolische Wahrnehmen auf Ähnlichkeitsreproduktionen nicht. Das Symbol wird zum Zeichen, die selbständige Reproduktion beruht auf Verflechtungen, wenn uns ein Grabstein an eine Persönlichkeit, ein Denkmal an eine uns gleichviel wie bekannt gewordene Begebenheit, ein Tannenbaum an das Weihnachtsfest „erinnert".

Noch andere Arten von Zeichensymbolik, z. B. die durch vertraute Klänge und Geräusche, sowie allgemeiner noch durch vertraute Gerüche ausgelösten optischen Repräsente, kommen hinzu. Diese meist mit deutlichen emotionalen Reproduktionen, d. h. also nach früher Erörtertem kaum jemals rein repräsentalen Charakters, sondern so, daß die emotionellen Repräsente, dem gegenwärtigen Erregungsstande entstammende neue Emotionen bedingen. Dann kann die Verflechtungsreproduktion auch in eine Ähnlichkeitsreproduktion durch Kontrast umschlagen. Fast rein emotionaler Art pflegen die Reproduktionen bei den sogenannten Idiosynkrasieen zu sein. Auch die in engerem Sinne sachlich symbolischen Reproduktionen können selbstverständlich in starkem Maße einen solchen emotionalen Gehalt aufweisen. Man denke nur an die schon von Hume treffend charakterisierten Fälle [**61**, **44**], in denen die Rückkehr zur Heimat bei den ersten deutlichen Zeichen der Nähe eine Fülle lebhafter intellektueller Repräsente und ihnen entsprechender Emotionen zum Vorschein bringt.

Mit dem allen stehen wir jedoch schon jenseits der Grenzen der repräsentalen apperzeptiven Ergänzungen im engeren Sinne. Insbesondere in den Beispielen Humes handelt es sich sogar bereits um repräsentale Vorstellungsverläufe, die sich an eine vorliegende Wahrnehmung gemäß den Assoziationszusammenhängen der Residualkomponente so anschließen, daß die ausgelösten Repräsente selbständig reproduziert werden und nicht mehr lediglich den vorliegenden Wahrnehmungsinhalt erläutern (S. 49). Die Mannigfaltigkeit dieser Ergänzungen durch unmittelbare und mittelbare Repräsente, durch Erinnerungen, abstrakte und Phantasievorstellungen und ihre vielfach emotionell bedingten Verlaufsrichtungen ist unübersehbar groß. Ihre Verwicklung steigt von einfachen Formen, von der Ergänzung eines Klanges durch das Auftauchen des optischen Bildes des Instrumentes oder des Urhebers, einer gesehenen Spur und der auftauchenden Repräsenz, bis hinauf zu reichgefügten Formen künstlerischen Schaffens, sowie technisch oder theoretisch gebundener Phantasie. Ebenso können alle Stufen der repräsentalen Intensität und Fülle vertreten sein; hier kaum merkbare flüchtige Bestandteile an der unteren Grenze des Unterbewußtseins, dort solche von halluzinatorischer Stärke und Deutlichkeit. Treten sie in emotional erregter Stimmung besonders schnell und deutlich zutage, so können sie, auch wenn anfänglich adäquate Verschmelzung vorlag, diese blitzartig überwinden und mit selten merkbarer Nachträglichkeit selbst Solche zu illusionierendem visionären Verkennen führen, die nicht von vornherein, noch in der Breite des normalen Lebens, zu Halluzinationen und Illusionen disponiert sind. Endlich können in der Erwartungsspannung konzentrierter Aufmerksamkeit auf mehr oder weniger vorwegbestimmte Wahrnehmungen, speziell bei erwarteter periodischer Wiederkehr der ihnen entsprechenden Reize, auf Grund der Prädisposition auftauchende Repräsente gleichfalls Wahrnehmungen vortäuschen, also Verschmelzung vorspiegeln.

Eine besondere Gruppe intuitiver apperzeptiver Ergänzung durch eine Residualkomponente im weiteren Sinne entsteht, wenn wir sinnlich wahrgenommenen Objekten ein zur Zeit nicht wahrgenommenes oder überhaupt nicht wahrnehmbares physisches Innere repräsental hinzufügen, sei dies in Form von Erinnerungen und abstrakten Vorstellungen, sei es in Form von Phantasiegebilden, die aus solchem Material auf verschlungenen assoziativen Wegen neu geformt werden. Das Äußere wird dann zu einem Symbol des ergänzten physischen Inneren. Auch hier bietet der Gesichtssinn die nächstliegenden Beispiele. Wir nehmen durch ihn nur Eigenschaften und Beziehungen von Oberflächen wahr, auch das körperliche Innere eines Objekts nur, soweit es in solchen Formen zutage tritt. Liegt der innere Bau eines gesehenen Gegenstandes nicht auf solche

Weise vor unseren Augen, so kann er unter einfachsten Bedingungen durch unmittelbare Repräsente lebendig werden, z. B. der innere Bau einer Uhr, einer Lokomotive, eines Gewehres. Auch ein nur erschließbares Innere, die atomistische Konstitution einer chemischen Verbindung, der Elektronenbau eines Atoms, kann dem Kundigen bei entsprechenden Gelegenheiten unmittelbar oder in ungeahnten Phantasievorstellungen durch repräsentale Verflechtungen erstehen. In anderen Fällen tritt an die Stelle des Symbols ein Zeichen: das Ticken für das Räderwerk einer Uhr, die Geräusche der Perkussion und Auskultation für den gesunden oder krankhaften Bestand des geprüften Organs, ferner Lichtblitze, Glockenzeichen, oder Tast- und motorische Sensationen für das Vorhandensein eines elektrischen Stroms, Gesichts-, Geruchs- oder Geschmackswahrnehmungen für die chemische Beschaffenheit eines Körpers.

Wir werden späterhin an diese Bemerkungen weiteres anzuknüpfen haben.

Vorerst kommen noch andere Arten repräsentaler Ergänzung als die bisher künstlich isolierten intuitiven in Betracht, diejenigen, die dem sprachlich formulierten Denken angehören, aber tatsächlich in das intuitive Wahrnehmen tief hineinreichen.

Auf mehrere ihnen eigentümliche Momente erübrigt es sich für unseren Zweck spezieller einzugehen.

So steht es nicht in Widerspruch gegen die allgemeinen Bedingungen des Sprachursprungs und der individuellen Sprachentwicklung, wenn wir nicht von den lautsprachlichen, vornehmlich der Mitteilung dienenden Äußerungen, der sogenannten „äußeren Sprache“, unseren Ausgang nehmen. Die lautlose, stille sprachliche Formulierung, die „innere Sprache“, liefert nicht lediglich eine psychologisch einfachere Bedingung der Formulierung für gegebene sachliche Wahrnehmungsinhalte. Ich habe schon bei früheren Gelegenheiten betont, daß die Sprache, unter der wir vorerst lediglich die Lautsprache verstehen, sich nicht, wie die Sprachforscher fast durchgängig und in ihrem Gefolge auch gegenwärtig noch viele Psychologen annehmen, lediglich aus dem Bedürfnis der Mitteilung von unartikulierten Lauten her entwickelt hat. Sie konnte diesen Bedürfnissen nur dienstbar werden, weil sich auf Grund prädisponierter Laut-„Kundgebungen“ im Menschengeschlecht allmählich ein formuliertes Denken herausbildete. Ich wiederhole: Das sinnvolle Sprechen jeder Art ist eine Art des formulierten Denkens. Nur weil wir formuliert denken gelernt haben, können wir uns artikuliert, sprachlich mitteilen. In den Kindern, die als Glieder entwickelter Sprachgemeinschaften aufwachsen, geht das aufdämmernde Sprachverständnis dem eigenen Sprechen offensichtlich voran. In der Entwicklung der Sprache überhaupt mußten die Assoziationen von Lautwort und (anfänglich auch bei uns wesentlich emotionalem) Bedeutungsinhalt auf präformierter interjektionaler Grundlage entstanden und einigermaßen fest geworden sein, ehe sich im Fortgang der Artikulation aus dieser Grundform der inneren Sprache das formulierte Denken und mit ihm die primitive Gedankenmitteilung bilden konnte. Daran ändert auch nichts, daß die ersten sinnlich erkennbaren sprachlichen Reaktionen Lautäußerungen sind. Sie liefern lediglich die Bedingungen für die sekundären und tertiären Assoziationen und Reproduktionen zwischen Laut und Bedeutungsinhalt.

Auch darauf, daß die repräsentale sprachliche Reproduktion niemals eine ursprüngliche Bedingung, sondern stets nur eine mögliche ergänzende Wirkung des sachlich wahrnehmenden Erkennens ist, braucht nur zurückverwiesen zu werden (S. 38f.). Sie bleibt eine solche selbstverständlich auch dann, wenn die reproduzierenden Bedingungen für den bezeichnenden repräsentalen Sprachbestand nicht durch den in Verschmelzung reproduzierten Inbegriffcharakter, sondern durch einzelne seiner determinierenden Bestandteile erregt sind (S. 51f.). Nur scheinbar kann deshalb die Namengebung, selbst in Fällen deutlicher Onomatopoesie (Kuckuck), dem sachlichen Wahrnehmungsinhalt immanent sein. Tatsächlich also ist die Wortreproduktion, durch die wir vorliegende sachliche Wahrnehmungsinhalte formulieren, stets eine nachträgliche.

Auf die mannigfaltigen Verwicklungen endlich der inneren Sprache, die für die psychologische Analyse reichlichere Variationen aufweisen, als die medizinische Pathologie der aphatischen und ataktischen Sprachstörungen erkennen läßt, bin ich an anderem Orte [28] kurz eingegangen; ebenso auf die Verschiedenheiten der repräsentalen Sprachreproduktion, die sich aus den verschiedenen Sprachtypen und ihren Mischformen ergeben. Für unseren Zweck genügt es darauf hinzuweisen, daß die selbständig reproduzierten Repräsente der spezifischen Worte in unseren Fällen zumeist motosensorisch-akustischer Art, weniger häufig wesentlich akustischen, seltener wesentlich — ich habe nur wenige Fälle prüfen können [28, III 166f., VII 168f., 322f.] — optischen Ursprungs sind. Es war hier nur festzustellen, daß im stillen formulierenden wahrnehmenden Erkennen sachlicher Gegenstände Wortvorstellungen nachträglich selbständig reproduziert werden können und häufig im entwickelten Sprachbewußtsein, zumeist in Form abstrakter spezifischer Wortvorstellungen, selbständig reproduziert werden.

Was wir jetzt festzulegen haben, sind die Unterschiede, die das künstlich isolierte formulierende Wahrnehmungs-Erkennen von allen Arten des intuitiven trennen. Wenn man die Wortrepräsente auch in ihrer Funktion als Formulierungen vorliegender sachlicher Wahrnehmungsinhalte „Symbole“ nennen will, so muß man sich vergegenwärtigen, daß die symbolische Funktion der Sprache eine wesentlich andere ist, als die der sachlichen, bildhaften Symbole und Zeichen, eine andere auch, als diejenige, die sie in dem noch zu erörternden Sprachverständnis, sowie im stillen formulierten Denken als Glieder des Vorstellungsverlaufs ausüben. Denn jene Symbole waren in der Wahrnehmung gegeben und reproduzierten von ihrer Residualkomponente aus auf assoziativer Grundlage die symbolisierten Bewußtseinsinhalte. Hier dagegen sind die sachlichen Wahrnehmungsinhalte das Gegebene, deren Residualkomponenten die bezeichnenden Wortrepräsente assoziativ reproduzieren. Sie symbolisieren allerdings wie die bildhaften Symbole unter Umständen den gesamten vorliegenden Wahrnehmungsinbegriff, können aber ebenso wohl nur irgendwelche seiner Teilinbegriffe, Merkmale, Zustände, Beziehungen usw., wiedergeben. Außerdem repräsentieren die akustischen Worte alle diese Inbegriffe bildhaft nur dann, wenn sie onomatopoetischen Charakters sind oder eines der vielen landläufigen, meist als solche gar nicht bewußten, auf verwickelten Wegen entstandenen Wahrnehmungsbilder enthalten. Insofern sind die sprachlichen Symbole, wenn man diesen Ausdruck festhalten will, von den sachlichen wohl zu scheiden. In anderer Hinsicht bleibt allerdings auch in diesen Fällen eine Art symbolischer Funktion der Namengebung bestehen. Im entwickelten Sprachleben sind die bezeichnenden Worte nichts weniger als nur Schall und Rauch. Ihre Residuen sind mit zumeist verwickelten Bedeutungsinhalten assoziativ verknüpft, so daß unter günstigen Bedingungen, die wir vorerst allein in Rechnung zu stellen haben, mit der Repräsenz der spezifischen Worte auch eine solche des gesamten, den vorliegenden sachlichen Wahrnehmungsinhalt ergänzenden Bedeutungsinhalts eintreten kann, der aus verwickelter gedanklicher Bearbeitung abfolgt. Die abstrakten spezifischen Wortvorstellungen, so können wir auch sagen, sind Träger abstrakter Allgemein- oder Einzel-Vorstellungen jenes reich und beweglich gegliederten Aufbaus, von dem wir früher (S. 50) zu handeln hatten. Vollzieht sich di formulierende Wahrnehmung unter Aufmerksamkeitsspannung, gestaltet sie sich gar zur Reihenwahrnehmung geschulter Beobachtung, so kann eine reiche Fülle von Bedeutungsrepräsenten mit den auftauchenden Worten lebendig werden. Die Worte benennen dann den vorliegenden sachlichen Wahrnehmungsinhalt, indem sie ihn bedeutungsrepräsental bereichern oder gar als durch Einbildung neu geformten prädikativ fixieren. Der Name ist also im formulierenden Wahrnehmen nur gleichgültig, wenn er nichts als Name, lediglich *flatus vocis* ist. Soweit er mehr ist, soweit sich in ihm früher erworbenes Erkennen und Wissen assoziativ konzentriert und repräsental reproduziert wird, soweit er als Träger von repräsental ergänzenden Bedeutungsinhalten funktioniert, steckt in ihm eine Art Symbol des vordem Wahrgenommenen und aus diesem Erarbeiteten. Allerdings bleibt diese Bezeichnung auch hier etwas gekünstelt: das eigentlich Symbolische liegt doch im Bildhaften, das hier nur insoweit vorhanden ist, als das Wort selbst aus Lautmalerei entstanden und als solche bewußt ist oder der Bedeutungsgehalt selbst sich bildhaft gestaltet hat. Man müßte denn jeden abstrakten Inhalt, weil sich in ihm das in verschiedenen Wahrnehmungen Gleiche erhält, als Bild bezeichnen wollen. Eine deutliche Analogie zur sachlichen Symbolik tritt in der Sprache erst, wie bereits angedeutet, beim Sprachverständnis, sowie unter noch zu erörternden Bedingungen im selbständigen und von gegenwärtigen Wahrnehmungen unabhängigen Vorstellungsverlauf zutage, weiterhin in den primitiven Formen der Bilderschriften.

Gleichviel jedoch, die durch das Wort als Träger abstrakter sachlicher Vorstellungsinhalte bedingte Funktion des Benennens wirft

Licht auf eine andere Beziehung, durch die sich die repräsentale sprachliche Ergänzung von der sachlichen unterscheidet. Schon die Worte der inneren Sprache erstehen im entwickelten Sprachbewußtsein in prädikativem Zusammenhang. Sie sind dann als Glieder prädikativer Beziehungen selbst da zu deuten, wo sie durch ein einziges, etwa das eindringlichste Glied der vorliegenden Wahrnehmung bezeichnendes Nomen, Verbum oder eine Partikel, selbst nur durch eine Interjektion vertreten sind. Die Worte leben auch dann lediglich als Satzglieder. Das bedeutet in logischer Fassung, wie gleichfalls schon anzudeuten war (S. 76), daß die repräsentale sprachliche Ergänzung, indem sie das Wahrgenommene zu formulierten Urteilen ausprägt, den wahrgenommenen Gegenstand, wenn wir die (gleichviel wie vollständig) formulierten Urteile als Formelemente dieses Denkens nehmen (**29**, § 1f.), gedanklich fassen läßt. Erst dann entstehen die Wahrnehmungs- und weiterhin die Erfahrungs-Urteile, die wir im unergänzten Erkennen vergeblich suchten. Hier erst ergibt sich damit das Recht, das formulierende wahrnehmende Erkennen von dem intuitiven prinzipiell zu trennen. Natürlich nur in Typenform; denn eine Vorstufe zu prädikativer Prägung ergab sich uns schon in jenem Wahrnehmen (S. 76). Erst im formulierten Urteilen werden, so können wir auch sagen, die Wahrnehmungsinhalte aller Art mit Einschluß der emotionellen zu Bedeutungsinhalten. Gleiches gilt natürlich auch, wenn nicht das Wahrgenommene, sondern das Wahrnehmen formuliert wird (ich sehe, höre ...).

Auf die weiteren Folgen dieser Erhebung der wahrgenommenen Gegenstände unseres Denkens zu Bestandteilen des formulierten Denkens einzugehen, fällt nicht in den Bereich unserer Aufgaben. Den Ursprung und den Bewußtseinsbestand dieser Urteile spezieller zu analysieren, ist Aufgabe der Sprachpsychologie; den so gewonnenen Bedeutungsinhalt sachlich zu bestimmen, fällt der psychologisch orientierten Logik zu. Es sei nur noch angemerkt, daß die assoziative Reproduktion auf Grund beider Arten der individuell erworbenen Assoziationen, wie die hier stillschweigend vorausgesetzten muttersprachlichen, so auch die durchschnittlich später einsetzenden fremdsprachlichen Wahrnehmungsurteile beherrscht.

Die Verwicklungen, bei lautsprachlicher Äußerung der

formulierten muttersprachlichen Wahrnehmungsurteile über sachliche Gegenstände sind für uns vorerst an die Voraussetzung gebunden, daß die Repräsente der zu sprechenden Worte gegeben sind. Wir haben also von den Gewohnheitswirkungen, die bei ungestörter Herrschaft über die Sprache diese Repräsente ausfallen und fließendes Sprechen erst möglich werden lassen, noch abzusehen. Sind diese Repräsente, wie zu Beginn des Sprechenlernens, beim Suchen nach ungeläufigen oder momentan gehemmten muttersprachlichen Worten, sowie in den Anfängen fremdsprachlichen Redens vorhanden, das Sprechen leitend, dann werden Eigentümlichkeiten deutlich, die bei der inneren Sprache ebenfalls vorliegen, aber weniger sicher konstatierbar sind. Die motosensorischen und die akustischen Wortrepräsente, die jene Leitung übernehmen, sind ebenso wie die ihnen entsprechenden Wortwahrnehmungen sukzessive Gebilde, repräsentale Vorstellungs**reihen**. Ihr Verlauf zeigt sogar, wie sich hat feststellen lassen, keine wesentlich höhere Geschwindigkeit, als das Eigensprechen. Aber die sukzessive Innervation der Worte zeigt Eigentümliches. Sie vollzieht sich nicht von den Teilen zum Ganzen, sondern, wie jetzt wohl allgemein zugestanden wird, so, daß das Gesamtresiduum der Worte von vornherein jedes Glied, jede Silbe und jeden Laut determiniert, der Inbegriffscharakter des Residuums also jedes einzelne seiner Glieder bestimmt [**34**, 193f.]. Das gilt sogar nicht lediglich für die einzelnen Worte. Ganze Wendungen, die geläufig geworden sind, Wortreihen also, sind in dieser Weise Glied für Glied vorwegbestimmt. Die formulierten Wahrnehmungsurteile der äußeren Sprache unterscheiden sich demnach von denen der inneren nur durch diese Innervationswirkungen der sprachlichen Repräsente auf die Sprachmuskulatur und die akustischen und motosensorischen Rückwirkungen des Gesprochenen [**32**, 154f.].

Psychologisch verwickelter ist eine zweite Artengruppe des sprachlich instrumentierten wahrnehmenden Erkennens: das repräsental ergänzte Erkennen gehörter oder gelesener Wortzusammenhänge, d. i. das **Sprachverständnis**. Wir wollen es im Unterschiede von dem eben besprochenen formulierenden als **formuliertes** bezeichnen.

Zwei Stufen dieses Erkennens, die selbst wiederum gegliedert sind, haben wir zu unterscheiden. Seine erste Stufe bildet das repräsental ergänzte Erkennen der wahrgenommenen, gehörten oder gesehenen oder gehörten und gesehenen spezifischen, im weiteren Sinne prädikativ geformten Worte, d. i. der elementaren, eigentlichen Prädikationen (S P) und der verwickelter gebauten hypothetischen Satzformen (Wenn G, so F) in ihren zahlreichen Modifikationen. Die zweite Stufe bilden die so fundierten repräsentalen Ergänzungen des entsprechenden Bedeutungszusammenhangs, das gedankliche Verständnis der in jenen Sätzen formulierten Urteile. Im entwickelten sprachlichen Bewußtsein handelt es sich in beiden Stufen und innerhalb jeder von ihnen auch hier wieder lediglich um Typengliederungen.

Am wenigsten künstlich ist es unter bestimmten Voraussetzungen, das akustische von dem optischen sprachlichen Erkennen zu scheiden, oder, wie wir kurz sagen wollen, die Laut- von der Schriftsprache, die hier also lediglich um ihres visuellen Charakters willen so genannt ist. Das formulierte Erkennen der gehörten Worte vollzieht sich ohne jede optisch sprachliche Beihilfe bei Denen, die noch nicht lesen und schreiben können, also in den Anfängen des formulierten Erkennens, sowie bei den noch immer nicht Wenigen, die das Lesen und Schreiben völlig verlernt haben. Leider wird dieser Vorzug der einfachen Fälle dadurch aufgehoben, daß der phänomenologische Bewußtseinsbestand beide Male nicht direkt festgestellt werden kann und jedes Versuchs experimenteller Analyse spottet. Auch den des Lesens und Schreibens Gewöhnten, deren optisches Sprachgedächtnis mangelhaft funktioniert, sind solche Selbstbeobachtungen nur schwer zugänglich.

Beim entwickelten Sprachbewußtsein haben wir die Frage nach den spezifischen Wortrepräsenten des sprachlichen Akustikers von der Frage nach den Repräsenten des motosensorischen Sprachtypus zu unterscheiden. Über den ersten dieser beiden Typen kann ich auf Grund vielfacher Selbstbeobachtungen Folgendes feststellen. Bei deutlicher akustischer Wahrnehmung vertrauter Wortzusammenhänge, die von Anderen im gewöhnlichen Tempo gesprochen werden, bedarf das Erkennen der gesprochenen Worte einer eingebetteten oder nachträglich erfolgenden Ergänzung durch Repräsente spezifischer akustischer Worte nicht. Die unmittelbar vollzogene

Verschmelzung reicht dann zum Erkennen aus. Von motosensorischen Bewußtseinsdaten finde ich keine Spuren, weder Repräsente dieser Herkunft, noch Präsente, wie sie durch eine schwache Innervation der Sprachmuskulatur ausgelöst werden könnten. Auch bei schnell, undeutlich oder leise gesprochenen vertrauten Wortreihen kann die Wirksamkeit der Verschmelzungskomponente zum Erkennen genügen. Selbst bei inadäquatem Erkennen, beim „Verhören“, kann das Übergewicht der irrig ausgelösten Verschmelzungskomponente das Verkennen ermöglichen. Erst bei unvollständig gehörten vertrauten Wortreihen, bei stockendem Sprechen und bei wenig geläufigen Wendungen finde ich ergänzende akustische Repräsente, teils eingeflochten, teils Erwartetes vorwegnehmend, teils nachträglich auftretend, gelegentlich erst durch Verständnishilfen der zweiten Stufe vermittelt. Allerdings ist es mir nur ausnahmsweise gelungen, der Modalitäten dieser Ergänzungen sicher zu werden. Motosensorische Repräsente der spezifischen Worte finde ich dann gelegentlich gleichfalls, auch unwillkürlich ausgelöste motorische Sprachsensationen.

Beim sprachlichen Motosensoriker finden sie sich anscheinend regelmäßig in beiden Formen. So nach Berichten aus der Schule Charcots, nach den zuverlässigen Beobachtungen von Dodge [**17**, 59] und nach zahlreichen Aussagen der Teilnehmer an meinen sprachpsychologischen Übungen.

Anders und verwickelter liegen die Verhältnisse beim L e s e n, d. i. beim optischen Worterkennen. Wir lernen lesen und schreiben, indem wir, der Kürze wegen die Buchstabenschrift vorausgesetzt, geschult werden, die optischen Symbole der Laute, Lautsilben, Lautworte und Lautwendungen, also die Buchstaben und ihre Kombinationen zu optischen Worten und Wortgruppen, auf die uns mehr oder minder geläufigen gehörten und von uns selbst gesprochenen Worte zu beziehen. So entstehen Verflechtungs-Assoziationen zwischen den neuen Buchstaben- und den zugehörigen Lautgruppen. Keiner Erörterung bedürftige Gewohnheitswirkungen verleihen den lautsprachlichen Gliedern dieser Inbegriffe im allgemeinen ein Übergewicht über die optischen, ähnlich wie es in der Lautsprache die akustischen zumeist über die motosensorischen Wortrepräsente besitzen.

So kommt es, daß beim stillen Lesen des Geübten die lautsprachlichen Worte auftauchen, bei mir durchgängig in wesentlich akustischer Repräsenz, zumeist in schwer faßbaren, stark verblaßten, abstrakt gewordenen Lautgebilden des Eigensprechens. Ich finde sie immer, wenn ich mit der Nebenabsicht der Selbstbeobachtung still lese, deutlicher bei neuer Lektüre als bei wiederholt Gelesenem, unverkennbar deutlich mit schwachem motosensorischen Untergrund, aber meist ohne merkbare einer Innervation entsprechende Sensationen bei fremdsprachlicher Lektüre. Aber auch bei plötzlich einsetzender Selbstbeobachtung, an die ich mich gewöhnt habe, kann ich sie konstatieren. Deutlich werden sie beim prüfenden Überlesen von selbst Geschriebenem sowie beim Korrekturlesen. Begreiflich; denn es handelt sich um eine Art des stillen formulierten Denkens. Der Anfänger liest bekanntlich durch Vermittlung der lautsprachlichen Repräsente unwillkürlich laut, ebenso Derjenige, der des Lesens wenig gewohnt ist; aus denselben Gründen entstehen bei dem wenig Lesenden ergänzende motorische Sensationen durch schwache Innervationen der Sprachmuskulatur, bei den sprachlichen Motosensorikern vielleicht durchweg. Ähnliches läßt sich ohne Mühe auch in den Anfängerstadien des fremdsprachlichen Lesens konstatieren. Ausnahmslos aber sind die lautsprachlichen Ergänzungen beim stillen Lesen nachträgliche. Sie setzen, wie wir gesehen haben, die Erkenntnisse der optischen Wortganzen voraus, da erst, wenn diese Inbegriffe gewonnen sind, die adäquaten Wortrepräsente und lautsprachlichen Innervationen möglich werden. Daran ändert nichts, daß nach der Natur unseres Gesichtserkennens die apperzeptiven optischen Verschmelzungen nur selten ganz reinlich von ausgelösten optischen Ergänzungen getrennt werden können. Es hat sich schon bei der Analyse des tachistoskopischen Erkennens von Dodge und mir [**34**, 83f.] gezeigt, daß die Lesefelder in den aufeinander folgenden Ruhepausen, um so mehr, je geläufiger der Text ist und je schneller gelesen wird, breiter sind, als die Gebiete deutlichen Wahrnehmens. Die Verschmelzungskomponenten prävalieren nicht nur innerhalb jeder Erkenntnispause, sie greifen auch, meist unter Beihilfe der Bedeutungsrepräsentation, in die vom Blick noch nicht erfaßten nächstfolgenden Lesepausen über. Sie können also als optische

Repräsente auftreten, ehe sie zu residualer Verschmelzung gelangen. Dann stützen sich die mitwirkenden lautsprachlichen Repräsente teilweise direkt auf assoziative Ergänzungen. Auch das „Verlesen“ sowie das Übersehen von Verschriebenem und von Druckfehlern hat hierin eine seiner Ursachen. Daß endlich beim tachistoskopischen formulierten Erkennen sowohl optische wie nachträglich lautsprachliche repräsentale Ergänzungen eintreten können, aber nicht eintreten müssen, daß ein unergänztes Erkennen dieser Art also möglich und tatsächlich konstatierbar ist, wurde früher besprochen.

Beim lauten Lesen geläufiger Texte finde ich fast nie akustische Wortrepräsente vor dem Aussprechen, häufiger dagegen beim Lesen ungewohnter, insbesondere fremdsprachlicher Texte, regelmäßig bei ungeläufigen Worten und Wendungen. Auch motosensorische Wortrepräsente mischen sich dann ein, wie sie bei den Motosensorikern die Regel ausmachen; gelegentlich bis hin zum Erlöschen der akustischen Worte. Auch beim Vorlesen können sie bei beiden Typen, die akustischen Repräsente bei mir deutlich, auftauchen, meist an die besonders zu betonenden Redeteile geheftet. Stets aber sind sie nur sukzessiv der Erkenntnis der optischen Wortbilder folgende Begleiterscheinungen, welche erst die Innervation mitbedingen. Bei beginnendem oder vollzogenem Verlesen treten sie stets nachträglich korrigierend auf.

Wieder anders steht es um die Erkenntnisbedingungen der Worte beim Schreiben. Beim Schreibenlernen und beim Schreiben wenig Geübter, also auch beim Schreiben in fremder Schrift, und bei gelegentlichem Übergang von gotischen zu lateinischen Schriftzeichen sind wohl zumeist — Beobachtungen an Anfängern und Ungeübten sind mit Aussicht auf Erfolg nicht anzustellen — unterbewußte optische Repräsente der zu schreibenden Worte und Wendungen, anscheinend auch silbenweise, als leitende Schriftbilder mitwirkend. Dann tritt die apperzeptive Verschmelzung in mannigfachen Variationen auf Grund dieser optischen Bereitschaft ein, so daß das repräsente Schriftbild allmählich zur Residualkomponente verfließt. Ähnlich scheint es beim Diktatschreiben, speziell beim Maschinenschreiben sowie bei Stenogrammen und ähnlichen verkürzenden Umschriften zu liegen [**56**]. Auch tief unterbewußte motorische Sensationen leisen Eigensprechens fehlen nicht; bei mir sind sie, wie ich ursprünglich erst zufälligen Beobachtungen der Meinen entnommen habe, stets vorhanden, so daß halblaute Artikulationen seitdem auch von mir regelmäßig beobachtet werden können. Inwieweit hier individuelle Gewöhnung, also nur Begleiterscheinungen vorliegt, kann ich nicht sicher beurteilen. Möglich ist, daß sie auch leitende Funktion haben. Sie treten wenigstens, wie die optischen leitenden Repräsente, bei Korrekturen von undeutlich Geschriebenem oder Verschriebenem bei mir deutlicher hervor.

Wiederholt war in den vorstehenden Bemerkungen über die Arten des formulierten Erkennens auf Einflüsse der Bedeutungsrepräsentation hinzuweisen. Nur um der Deutlichkeit willen war von ihnen bisher abzusehen. Der Versuch, sie zu analysieren, stellt die phänomenologische Psychologie vor eine schier unübersehbare Mannigfaltigkeit von Variationen und Verwicklungen, gegenwärtig auch vor weit auseinandergehende Deutungen. Ich beschränke mich demgegenüber auf eine elementare Skizze des hier Wesentlichen.

Die einfachsten Voraussetzungen für das formulierte Verstehen auf Grund vorliegender Wahrnehmungen spezifischer Wortzusammenhänge liegen offenbar dann vor, wenn uns die Bedeutungsinhalte des Gehörten oder Gelesenen ebenso wie die wahrgenommenen Worte und Wendungen vertraut sind. Ist dann den Bedeutungsinhalten konzentrierte Aufmerksamkeit zugewandt, so läßt sich zumeist leicht feststellen, daß sie im Bewußtsein mehr oder weniger vollständig erscheinen, in ihrem Reichtum und in ihrer Deutlichkeit abgestuft nach den Funktionen, die sie für das Verständnis ausüben, insbesondere geheftet an diejenigen, die ich in anderem Zusammenhang [29, § 65] als Leitvorstellungen bezeichnet habe. Auch über die Bedingungen dieser repräsentalen Reproduktionen kann kein Zweifel bestehen. Die vertrauten intellektuellen und emotionellen Bedeutungsinhalte sind mit den geläufigen Worten in deren Satzzusammenhängen assoziativ verbunden, in erster Linie unmittelbar mit den Lautworten, weiterhin durch deren Vermittlung auch mit den Schriftworten. In dem Maße demnach, wie die Worte durch Verschmelzung erkannt werden, entsteht unter den genannten Voraussetzungen bei gelingendem Verständnis eine assoziative Reproduktion derjenigen Bedeutungsvariationen, die der verstandene Bedeutungszusammenhang erfordert.

Allerdings birgt schon dieses Ergebnis die Keime zu weiterführenden Problemen, zu Fragen über den Ursprung und den Sinn des prädikativen Zusammenhangs im Satz und Urteil. Zu ihrer Lösung, zur Psychologie der Syntax und des Urteils, sind nur bescheidene Anfänge vorhanden. Sie werden durch alle jene Differenzen getrübt, die gegenwärtig die Meinungen in Psychologie und Logik weiter auseinandergehen lassen, als jemals vorher. Einige Ansätze, sie zu klären, habe ich in meiner Logik und in den anderen oben genannten Abhandlungen unternommen. Es ist hier keine Gelegenheit, sie auszubauen.

Es ist jedoch angezeigt, noch diejenigen Fälle kurz zu erörtern, in denen die apperzeptive Ergänzung des formulierten Erkennens nicht durch unmittelbare Repräsente der Erinnerung oder Abstraktion, sondern durch Einbildungsvorstellungen *in statu nascendi*, also durch solche erfolgt, die für den Vorstellenden neu sind. Unter verschiedenartigen Bedingungen können sie hier nicht weniger als bei intuitivem Erkennen, indem sie entstehen, den Bedeutungsinhalt emotionell beleben, färben, nachträglich umbilden oder ungeahnte Zusammenhänge eröffnen. So bis hinauf zu reichsten praktischen, technischen, künstlerischen oder wissenschaftlichen Intuitionen, die blitzartig Gewohntes in ungewohntem Lichte erscheinen oder bisher Ungeschautes überraschend erfaßbar machen. Solche Gedanken können, gleichviel ob sie prädikativ oder intuitiv ausgelöst sind, als funktionell neu bezeichnet werden. Der Ausdruck ist glücklich gewählt. Aber von dem hier freigelegten Standpunkt aus ist daran zu erinnern, daß das Material dieser Phantasie-Ergänzungen bis auf verschwindende zentral bedingte Ausnahmen, wie sie die Photismen und verwandte Erscheinungen liefern, letzten Endes aus der individuellen Erfahrung stammt; ebenso, daß die neuen Zusammenhänge und Unterschiede durch das unwillkürliche Ineinanderspielen der erworbenen Assoziationen nach Verflechtung und Ähnlichkeit fundiert sind. Gewiß ist, daß was an ihnen neu ist, durch die augenblickliche emotionale und intellektuelle Erregungslage und die so hervorgerufene Richtung der Aufmerksamkeit bedingt ist. Alle diese Bedingungen bleiben jedoch innerhalb des Gebiets der assoziativen Verknüpfungen. Ihre Wahrnehmungsanteile sind durch Verschmelzung ausgelöst; die neu, meist unwillkürlich sich bildenden Assoziationen entstehen auf Grund der vorliegenden Erregungslage durch bald mehr, bald weniger selbständige Reproduktionen vorhandener Residualgruppen, durch Übergreifen der Reproduktion in Residualgebiete, die bisher nicht assoziativ aneinander gebunden waren. Auch die schöpferische Phantasie schafft nicht aus Nichts, sondern bildet nur Vorhandenes um. Es sind ja zudem nicht bloß Empfindungsresiduen, die hier ausgelöst werden, sondern, wie wir gesehen haben, zumeist Residuen von bereits entstandenen Wahrnehmungsinbegriffen, die miteinander in neue Verbindung gebracht werden. Das Neue kann also den reproduktionspsychologisch gerichteten Blick über seine Herkunft aus Altem und den besonderen Bedingungen der gegenwärtig vorhandenen Erregungslage nicht täuschen. Auch das Momentane, das solchen schöpferischen Vorstellungsverläufen eigen sein kann, gibt keine Schwierigkeiten. Es fließt aus der ungewöhnlichen Energie der augenblicklichen Erregungslage. Es bleibt daher stets auch durch mannigfache vorhergegangene Gedankenarbeit fundiert.

Damit stehen wir jedoch schon an der Grenze zu anderen Arten der apperzeptiven Ergänzung als denjenigen, die wir bisher im repräsentalen Bewußtseinsbestande angetroffen haben. Von ihnen ist nunmehr zu handeln.

Kapitel VII

Die Ergänzung des wahrnehmenden Erkennens durch Repräsentabilien

Wiederholt war im Vorstehenden anzudeuten, daß das Gebiet der apperzeptiven Ergänzung beim wahrnehmenden Erkennen nicht auf Bewußtseinsinhalte beschränkt ist. Jetzt ist zu zeigen, daß die bisher festgehaltene Annahme eines lediglich repräsental ergänzten Wahrnehmens für das entwickelte Bewußtsein nicht weniger ein Kunstprodukt psychologischer Abstraktion war, als die Behauptung, daß ein repräsental unergänztes Wahrnehmen konstatierbar sei. Auch an diesem Punkt bedürfen die überlieferten Annahmen der Assoziationspsychologie demnach einer weitreichenden, der dritten Korrektur. So wenig wie die reproduzierenden Bedingungen sind die Wirkungen der Reproduktion ausschließlich Bestandteile des Bewußtseins, d. i. nach dem Sprachgebrauch des achtzehnten Jahrhunderts „Ideen".

Zum Zweck dieses Nachweises gehen wir davon aus, daß sowohl die den Wahrnehmungsinhalt bedingende Verschmelzungs-Reproduktion, als auch die sie ergänzende selbständige, deren Wirkungen von der Residualkomponente aus repräsental und emotionell zutage treten, Gedächtnisresiduen voraussetzt, die letzten Endes nach ihren Elementen und deren assoziativen Verknüpfungen früheren Wahrnehmungsinbegriffen entstammen. Wir halten dementsprechend ferner daran fest, daß die Residuen im Gedächtnis durchgängig nicht isoliert, sondern in assoziativen Zusammenhängen durch Verflechtung und Ähnlichkeit beharren, so daß schließlich jedes Gedächnisresiduum zu jedem anderen als in Beziehung stehend gedacht werden kann, wenn auch diese Beziehungen für weit auseinanderliegende residuale Glieder nur als möglichenfalls realisierbare angenommen werden dürfen. Nichts also als die Einheit des individuellen seelischen Bestandes ist mit der Annahme dieser durchgängigen Verknüpfung gemeint. Des weiteren wurde uns bereits sicher, daß diese Residuen nicht andauernde Bestandteile des Unterbewußtseins bleiben, sondern teils schnell, teils langsam dem Bewußtsein entschwinden, d. h. unbewußt werden. Sie sind demnach unbewußte Bedingungen möglichen Bewußtseins, d. h. sie können in weitem Umfang, in sehr viel weiterem, als der gewöhnliche Vorstellungsverlauf vermuten läßt, aufs neue zu Bestandteilen des Bewußtseins werden. Im reich entwickelten geistigen Leben ist die Mannigfaltigkeit von Gedächtnisresiduen und ihrer festgewordenen oder neu entstehenden assoziativen Verknüpfungen schier unerschöpflich. Sofern sie, im Gedächtnis unbewußt, zu Bewußtseinsinhalten werden können, habe ich vorgeschlagen, sie als Repräsentabilien zu bezeichnen [28, VII 446].

Auf solche unbewußten Bedingungen möglichen Bewußtseins hatten uns schon eingangs landläufige Tatsachen der Gewöhnung, speziell der Übung geführt. Wir hatten, allgemein zugestandenen Annahmen folgend, ihrer Wirksamkeit zugeschrieben, daß uns vertraut gewordene Gegenstände der Wahrnehmung immer leichter, schneller, deutlicher, sicherer und unmittelbarer von uns erkannt, geläufig gewordene seelisch vermittelte reagierende Bewegungen ebenso leichter, schneller und sicherer ausgeführt werden, so zwar, daß in beiden Fällen anfänglich vermittelnde Bewußtseinsinhalte allmählich ausfallen.

Wir ergänzen diesen Inbegriff von Daten nunmehr, indem wir zwei Zustände der Gedächtnisresiduen voneinander scheiden, die nunmehr bedeutsam werden. Die Residuen, die den geläufigen Ablauf der vertrauten Wahrnehmungen und Bewegungen als unbewußte Bedingungen des gegenwärtigen Erkennens oder motorischen Reagierens möglich machen, müssen in einem anderen Zustande sein, als diejenigen, die mit diesen Verläufen nichts zu tun haben. Jene verhältnismäßig wenigen sind durch den Ablauf des gegenwärtigen seelischen Geschehens, wie wir sagen wollen, irgendwie erregt, die zahllosen übrigen dagegen sind trotz der vorauszusetzenden durchgreifenden assoziativen Verknüpfungen um so weniger erregt, je weiter sie von diesen Geschehnissen abliegen. Wir haben also zeitweilig erregte Gedächtnisresiduen als unbewußt vermittelnde Bedingungen gegenwärtigen seelischen Geschehens von den übrigen zu trennen, die für dieses Geschehen belanglos, und deshalb zurzeit unerregt sind, ohne dadurch ihren schließlich stets prozessualen Charakter eingebüßt zu haben.

Dieser Unterschied zeitweilig erregter und unerregter unbewußter Bedingungen des Bewußtseins ist prinzipiell wichtig.

Wir erschließen dies vorerst aus Tatsachen, die scheinbar von unserer Aufgabe fernab liegen.

Besonders deutlich finden sich solche Daten in der Erwartungsspannung auf die Wahrnehmung vertrauter Gegenstände. So bei tachistoskopischen Expositionen, für die ich mich noch einmal auf die von Dodge und mir angestellten Versuche berufe. Die Wirkungen der kurzzeitigen, durch ein Aufmerksamkeitssignal ausgelösten Erwartungsspannung auf den Eintritt von vorweg bestimmten, in willkürlicher Folge exponierten Gegenständen (in unseren Versuchen mit Wörtern) sind bekannt. Die Erwartung vertieft die Wahrnehmungsschwelle, verkürzt die Zeit für das Erkennen und für die Auslösung der reagierenden Bewegungen, hier der adäquaten Reaktionen des Aussprechens, und verdeutlicht den Wahrnehmungsinhalt. Sie kann auch den Geschulten zu illusionierendem Verkennen oder zu vorzeitigen Reaktionen verleiten. Bei kurzzeitig verlaufenden Expositionsreihen, wenn die Erwartung einem später auftretenden Gliede zugewendet ist, kann sie sogar die Zeitfolge scheinbar umkehren. Über unseren Bewußtseinsbestand während dieser Erwartungsspannung haben wir schon damals berichtet. Hier kommt davon nochmals in Betracht, daß die Aufgabe, möglichst schnell durch das Aussprechen in den Schallschlüssel zu reagieren, reinlich nur gelingt, wenn die Versuchsperson gelernt hat, dem Antrieb zu widerstehen, irgendwelche, auch nur irgendeines der 26 eingeprägten, nach der Buchstabenanzahl zu Gruppen vereinigten Wörter im Bewußtsein, sei es auch noch so flüchtig, vorweg auftreten zu lassen. Jedes Auftreten dieser Art wird begreiflicherweise ein Hemmungsgrund für die rechtzeitige Reaktion, unter Umständen ein Antrieb zu illusionierendem Verkennen oder zu vorzeitiger falscher Reaktion. Es ist später noch darauf zurückzukommen, daß trotz gelegentlich ausgesprochener Bedenken ein Moment nicht zweifelhaft ist: es handelt sich in allen Formen der Erwartungsspannung um Aufmerksamkeitszustände besonderer Art; in den vorliegenden Fällen bei gelingender rechtzeitiger Reaktion um solche, bei denen das, dem die Aufmerksamkeit zugespannt ist, während der noch ungelösten Spannung durchweg keinen Bestandteil des Bewußtseins bildet. Die eben genannten Wirkungen dieser Aufmerksamkeitsspannung fordern trotzdem eine vorweg bestimmte Bereitschaft der Versuchsperson. Im Hinblick auf den in dieser Erwartung fehlenden Gegenstand des Oberbewußtseins wird die Bereitschaft unter diesen Umständen demnach nur erklärlich, wenn wir annehmen, daß die Gedächtnisresiduen der zur Exposition bestimmten Wörter unbewußt erregt sind, hier so, daß sie sich in labilem Gleichgewicht halten. Wir wollen daraufhin von einer apperzeptiven Bereitschaft reden. Was in dieser Bereitschaft die unbewußt bleibenden Erregungen der zur Verschmelzung und gegebenen Falls zur apperzeptiven Ergänzung der nachfolgenden Wahrnehmung bestimmten Glieder auslöst, ist das Aufmerksamkeitssignal, das die Aufmerksamkeit kurzzeitig zu höchster Intensität anschwellen läßt.

Das, was bei diesen Versuchen sicherer Selbstbeobachtung zugänglich ist, läßt sich auch in nichtinstrumentierten Arten der Erwartungsspannung im wesentlichen festlegen. Auf ihre Modalitäten wird später einzugehen sein.

Noch deutlicher spricht nach meinen Beobachtungen, die sich über Jahrzehnte erstrecken, eine andere Gruppe von Fällen. Wenn ich im freien Vortrag oder im Gespräch die rechte Wendung, bei langen Sätzen das passende Schlußwort suchen muß, oder in ungewohnter fremdsprachlicher Rede zu sprechen habe, finde ich zumeist vor dem Aussprechen eine flüchtige akustische Repräsenz der gesuchten spezifischen Worte. So oft ich jedoch in mir geläufigen Wendungen zu reden habe, fehlen Vorerinnerungen der Art in jeder Form vollständig. Die Worte fließen ohne jede solche Hilfe vom Munde. Da trotzdem die Innervation der Sprachmuskulatur sicher und mühelos erfolgt, so sind wir wiederum zu der Annahme von Gewohnheitswirkungen genötigt, denen gemäß die Erregungen der spezifischen Worte unbewußt verlaufen. Denn die adäquate Innervation verlangt für die entsprechenden Wortinbegriffe die Mitwirkung der Lautwortresiduen. Dem widerspricht nicht, daß diese Erfahrungen nicht kurzweg verallgemeinert werden dürfen. Es gibt Personen, die von vornherein disponiert sind oder sich gewöhnt haben, in stockender Rede Satz für Satz vor dem Aussprechen erst innerlich zu formulieren.

Die Wirksamkeit unbewußt bleibender Erregungen für die innere Sprache oder das laute Eigensprechen, von denen nicht einmal stets schwache neu ausgelöste Emotionen Bewußtseinskunde zu geben brauchen, reicht noch weiter. Sie trifft ebenso die Bedeutungsrepräsentation. Sicher ist freilich, daß uns bei stillem formulierten Durchdenken eines für uns neuen Zusammenhangs die sachlichen oder sprachlichen Bedeutungsinhalte reichlich zuzufließen pflegen, die anschaulichen direkt, die abgeleiteten unanschaulichen in allen Arten der Abstraktion, für manche auch in Form von Diagrammen oder anderen Symbolen. Analoges finde ich auch, wenn im freien Vortrage ein Gedankenblitz zu unvorbereiteten Ausführungen — in stockender Sprache — antreibt. Spreche ich dagegen über Durchdachtes, durch Wiederholung fest Gewordenes, so wird die Repräsentation der Bedeutungen selbst für Leitvorstellungen immer lückenhafter. Nicht selten habe ich dann in Beobachtungspausen kaum noch einen flüchtigen Schimmer von Bedeutungsrepräsentation gefunden, vorausgesetzt, daß auch die Sprache in gewohnten Wendungen dahinfloß. Mir ist sogar sicher geworden, daß dann, insbesondere bei schnellem Sprechen, jede Spur einer Bedeutungsrepräsentation gleichviel welcher Art fehlen kann. Ich finde unter diesen Umständen so wenig eine Vorpräsenz der wiederzugebenden Gedanken, wie der spezifischen Worte, nichts auch von einem nachklingenden Unterbewußtsein des eben Ausgeführten, oder von dem weiterhin, etwa mitten im Urteilszusammenhang Auszuführenden. Nur das Zifferblatt der Rede ist sichtbar, das treibende Räderwerk der gedanklichen Formulierung bleibt ungesehen und ungehört. Nicht „Ich denke“, sondern „es denkt in mir“. Allerdings gelingt die zu solchen Beobachtungen notwendige Umspannung der Aufmerksamkeit nur in verhältnismäßig kurzen Intervallen, falls keine allzu auffallende Störung der Rede eintreten soll. Aber ich habe auch wiederholt solche Störungen nicht gescheut. Es ist ferner zuzugestehen, daß die Selbstbeobachtung hier nur zu geben vermag, was unter so ungünstigen Bedingungen selbst für den Geschulten erreichbar ist. Aber ich bin meiner Resultate so weit sicher geworden, als dies unter solchen Umständen möglich ist. Was sich mir in sehr zahlreichen, bis auf die Gegenwart fortgeführten, in den letzten Jahren im Hinblick auf andersartige

Hypothesen immer wieder kritisch geprüften Beobachtungen als tatsächlicher Bewußtseinsbestand in diesen Grenzfällen ergeben hat, reduziert sich auf Folgendes. Ich finde eine Bewußtseinskonzentration nach innen gespannter Aufmerksamkeit, die der oben erörterten Erwartungsspannung ähnlich ist, nur daß die Bereitschaft hier zumeist so konzentriert ist wie bei den tachistoskopischen Versuchen. Verschiedene Möglichkeiten, zwischen denen ein labiles Gleichgewicht anzunehmen wäre, liegen dagegen der Voraussetzung nach auch für die Formulierung nicht vor. Der Bewußtseinsbestand ist deutlich optisch durch die zufällig sich darbietenden Wahrnehmungsinhalte des unter flüchtigem Anteil der Aufmerksamkeit wandernden Blicks, akustisch durch ebenso zufällig entstandene Geräusche, sowie durch die akustischen, die motorischen Sensationen des Sprechens meist übertönenden Wahrnehmungen des eigenen Sprechens ausgefüllt. Außerdem enthält das Unterbewußtsein vielfach verwickelte, meist schwache Emotionen, die durch den gegenwärtigen Ablauf der intellektuellen Vorgänge, deren Inhalte und die unbewußt bleibenden Erregungen bedingt sind. Daß sie, wie Herbart behauptet hat, stets vorhanden seien, ist mir zweifelhaft geblieben; selbstverständlich ist, daß sie bei stärkerer Erregung lebhaft sein können. Dann ziehen sie meist, aber, wie ich gegen Leibniz annehmen muß, nicht durchweg, einen Teil unwillkürlicher Aufmerksamkeit auf sich.

Die Mitwirkung von Repräsentabilien ist, auch in den Grenzfällen, nur auf den ersten Blick überraschend. Liegen in ihr doch wiederum nur Gewohnheitswirkungen vor, die auf anderen Gebieten des Seelenlebens längst anerkannt sind, auch darin, daß die Bewußtseinsvermittlung so weit verkürzt werden kann, daß der Ablauf der Vorgänge wie automatisch erfolgt.

Zwei Einschränkungen werden das Gesagte weiter erläutern.

Fürs erste dürfen die Ergebnisse nicht rückhaltlos erweitert werden. Persönlichkeiten, deren Gedankenverlauf langsam von statten geht, oder selbst in Wiederholungsfällen bei eindringender Gedankenarbeit erfolgt, insbesondere solche, deren Bedeutungsrepräsentation, wie bei optisch Bevorzugten, ungewöhnlich lebendig ist, werden Bewußtseinseinschränkungen der Bedeutungen beim Eigensprechen nur in mäßigem Umfang, die Grenzfälle nie erleben.

Sodann hängt das hier Entscheidende nicht an solchen Grenzfällen, sondern an den Verkürzungen, über deren Vorhandensein bei Gewohnheitswirkungen kein Zweifel obwalten kann.

Es ist deshalb überflüssig, auf noch andere abliegende Daten für die Mitwirkung von Repräsentabilien einzugehen. Nur auf Folgendes sei kurz hingewiesen: auf das meist plötzliche Auftauchen momentan vergessener, vorerst vergeblich gesuchter Worte, speziell von Eigennamen; sodann auf die vielfach unbewußt bleibende Arbeit, durch die nach kürzeren oder längeren Ruhepausen anfangs vergeblich versuchte Lösungen schwieriger Gedankenverbindungen sich einstellen; auf plötzlich ungesucht auftauchende Ideen, denen mannigfaches Nachdenken auf einem Gebiet vorhergegangen ist; kurz auf das, was ich in den ‚Umrissen zur Psychologie des Denkens' als „vorbewußtes Denken" charakterisiert habe. Auch manche der Fälle, in denen unterschwellig gebliebene Erregungen der Sinne nach kurzer Zeit bewußt werden, gehören hierher; vielleicht auch die Manchen eigene Fähigkeit, nach festem Schlaf zu bestimmter Zeit zu erwachen, usw.

Ebenso lehrreiche und sichere Tatsachen, wie die zuletzt skizzierten sind, liefert das wahrnehmende Erkennen selbst.

Es ist eine alltägliche Erfahrung, daß bei uns geläufigen Gegenständen sachlicher Sinneswahrnehmung dann, wenn unsere Aufmerksamkeit ihnen nicht zugewandt ist, bei weitem nicht alle dem intuitiven Erkennen dienenden Bestimmungen repräsent werden. Wir sehen die gewohnten Möbel und Gebrauchsgegenstände, ohne an ihre Zwecke zu „denken". Wir gehen, innerlich beschäftigt und doch das aufdringlich zur Erscheinung Kommende flüchtig erkennend, die gewohnten Wege, erfassen ohne Interesse oder sonstige Emotionen die uns bekannten Häuser, Läden, Gärten, erkennen die Vorübergehenden ohne weiteres als Männer, Frauen, Kinder, Soldaten, ebenso die gewohnten Geräusche uns unsichtbarer rollender Wagen, ohne daß deren optische Repräsente in uns auftauchen. Wir „denken" nicht, wenn wir innerlich anderweitig beschäftigt sind, an den Gebrauch, Geruch oder Geschmack der Tinte, an den Gebrauch oder die Schärfe des Messers, so lange diese Gegenstände am gewohnten Platz offensichtig sind. Wir erkennen überdies das alles zumeist, ohne daß die Wortrepräsente für die Objekte oder gar für ihre Merkmale, Zustände, Zwecke im Bewußtsein zu finden sind. Aber bei dem geringsten Anlaß, wenn z. B. irgend etwas Fremdartiges oder sonst Interessierendes in den Wahrnehmungsbestand eingeflochten ist, stellen sich die entsprechenden Repräsente ein, erwecken sie vielleicht auch unsere Phantasie, lenken unsere Aufmerksamkeit von innen nach außen, finden sich vielleicht die bezeichnenden Worte im stillen formulierten Denken oder in flüchtigen Bemerkungen zu unseren Gefährten. Es ist demnach nur der Schein eines unergänzten Erkennens vorhanden. Es fehlen die repräsentalen Ergänzungen, aber die ihnen entsprechenden Residuen sind gemäß dem vorliegenden Zusammenhang als erregt vorauszusetzen. Wie von selbst, scheinbar frei steigend, tauchen gegebenenfalls die Repräsente empor, in leichter, schneller, sicherer, deutlicher, und vielleicht in reicher, an die Verschmelzung sich anschließender Reproduktion oder Produktion. Eine kontrastierende Bestätigung ergibt sich, wenn wir hinzunehmen, daß jede selbständige Reproduktion, die wir uns widerwillig aufnötigen lassen müssen, z. B. durch eine plötzliche, weit abliegende Frage, meist längere Zeit für die Antwort beansprucht, oder gar nur mühsam erledigt werden kann. Eine solche Störung fordert eben ein Suchen in ruhenden, bis dahin unerregten Repräsentabilien unter Umspannung der Aufmerksamkeit.

Analoge Beispiele liefert das formulierte wahrnehmende Erkennen und Verstehen des Gehörten und Gelesenen, das Nachsprechen und das Schreiben nach dem oben Ausgeführten, so leicht und deutlich, daß es überflüssig ist, auf sie einzugehen. Das Nachstehende mag ausreichen.

Es wird fürs erste nicht nur mir aufgefallen sein, daß, wenn in uns wenig geläufigen fremden Zungen zu uns geredet wird, besonders bei erstem Aufenthalt in fremden Ländern, auch bei erstem Verkehr mit solchen Stammesangehörigen, die einen uns ungeläufigen Dialekt sprechen, das Erkennen der gehörten Worte leicht eine orientierende Repräsenz des eben Gehörten beansprucht, wohl gar die Reproduktion der ungefähr entsprechenden muttersprachlichen Worte. Die anfänglich nur mangelhafte Verschmelzung wird also erst durch eine nachträgliche repräsentale Ergänzung adäquat gemacht. Bei hinreichender Gewöhnung fallen dagegen alle solche Hilfen fort. Wir haben insbesondere keinen Anlaß mehr, die uns vertraut gewordenen fremden Lautgebilde durch repräsentale Ergänzung in unsere Sprache zu übersetzen, um recht verstehen zu können. Aber die ergänzende Bereitschaft durch muttersprachliche unbewußt verlaufende Erregungen bleibt bestehen, bis wir gelernt haben, mühelos in einer fremden Sprache zu denken. Ähnlich so wird es bei den unkontrollierbaren Anfängen des lautsprachlichen Erkennens im Kindesalter liegen.

Deutlicher noch spricht das Lesen. Die lautsprachlichen Repräsente, die das Lesen des Ungeübten bei dem Erkennen der Schriftzeichen ergänzen und die Bedeutungsreproduktion vermitteln (S. 110f.), sind bei dem des Lesens Gewöhnten bis auf geringe Spuren ausgefallen. Sie fehlen bei mir, wenn ich in vertrauter Sprache flüchtig laut lese, und nach meinen Erkundigungen bei vielen sprachlichen Motosensorikern, Akustikern und Optikern, auch bei Personen ohne ausgeprägten Sprachtypus unter solchen Bedingungen häufig vollständig. Trotzdem müssen auch hier ergänzende Erregungen der lautsprachlichen Residuen angenommen werden. Sie bedingen die adäquate Artikulation und sind für das Verstehen des Gelesenen ebenso unentbehrlich. Die physiologische Hypothese, daß sie überhaupt ausfallen, also lediglich niedere Zentren reflektorisch beteiligt sein könnten, so daß direkte Assoziationen vom Schriftbild aus wirksam würden, ist im Hinblick auf das gelingende Verständnis, so weit ich sehe, völlig undurchführbar.

Daß beim stillen Lesen, einer Art also der „inneren Sprache", d. i. des stillen formulierten Denkens, die lautsprachlichen Repräsente anscheinend niemals völlig fehlen, ist bereits oben (S. 111) kurz besprochen worden. Es bietet also kaum einen Raum für die hier gesuchten Bestätigungen. Denn ich bin im Zweifel geblieben, ob bei überfliegendem Zeitungslesen und bei ebenso flüchtigem Lesen ganz leichter Lektüre in Zeiten geistiger Ermüdung nur die optischen Wahrnehmungen vorhanden sind.

Wohl aber finden wir solchen Raum aller Orten auf Grund der Bewußtseinsdaten, die wir beim Verständnis des still oder laut Gelesenen vorfinden. Daß dieses im allgemeinen, letzten Endes selbst bei funktionell neuen Bewußtseinsinhalten emotioneller wie intellektueller Art, von Repräsenten durchsetzt ist, haben wir früher (S. 108) gesehen. Insbesondere ausgiebig fanden wir diese Bedeutungsergänzungen bei gespannter Aufmerksamkeit auf die bezeichneten Sachverhalte. Nicht weniger beim fremdsprachlichen Lesen, so lange uns die schließlich unübersetzbare Eigenart der so gebotenen Bedeutungsinhalte nicht geläufig ist. Wir können dann nicht umhin, uns auch die mehr oder weniger verwandten muttersprachlichen Bedeutungskomplexe für die gelesenen Worte vergleichend in das Bewußtsein zu rufen, falls wir ernsthaft in den Sinn eindringen wollen. Es entstehen daraufhin besondere Verwicklungen der repräsentalen Bildungen, die Wilhelm von Humboldt dunkel in der von ihm sogenannten „inneren Sprachform" mitzusammengefaßt hat. Auch daß der Verlauf dieser Ergänzungen, die jeder Art individueller Variation freien Spielraum lassen, in erster Linie durch die Leitvorstellungen des aufgefaßten Zusammenhangs bedingt ist, wurde schon deutlich. Gleichviel jedoch, wie reich diese Bedeutungsergänzungen sein können und wie mannigfaltig sie variieren: vollständig, so daß sie dem prädikativen Zusammenhang Glied für Glied entsprächen, werden sie für gewöhnlich niemals. Darüber entscheidet, ähnlich wie beim Eigensprechen, der Versuch, eine vollständige Repräsentation vorzunehmen. Ich gebrauche dann, ohne des Erfolges sicher zu sein, ein hohes Vielfache der Zeit, die ich auch bei konzentriertester Aufmerksamkeit auf den Bedeutungsgehalt aufzuwenden habe. Und doch müssen auch bei solchem Lesen, das mir fast nur im stillen formulierten Denken gelingt, die fehlenden Repräsente in ihren unbewußt bleibenden Erregungen mitwirken, in um so größerem Maße, je reichere dispositionelle Hilfen dem Verständnis zu Gebote stehen, oder je höhere Anforderungen das Gelesene durch Form und Gehalt an solche Hilfen stellt. Sind aber Verkürzungen des Bedeutungsgehalts für das verständnisvoll Gelesene schon dann die Regel, wenn wir auf ihn aufmerksam sind, so werden sie solche in zunehmendem Umfang bei flüchtigem Lesen vertrauten oder wenig reizvollen Gehalts. So beim Lesen mit hauptsächlicher Aufmerksamkeit auf den Textbestand, beim Korrekturlesen, beim Lesen mathematischer Symbole oder anderer Schriftverkürzungen usw. Und sie können eintreten, ohne daß das Verständnis wesentlich leidet, oft so, daß bei irgendeinem interessierenden Punkte die Bedeutungsvorstellungen, ihre vorhergehende dispositionelle Erregung bekundend, sofort zuschießen, auch neue Bedeutungskombinationen unter Mitwirkung solcher Vorerregungen möglich werden. Bis zu einem kaum faßbaren Bedeutungsschimmer kann sich auch das Verstehen im Bewußtsein verflüchtigen. Selbst die Grenzfälle völlig fehlender Bedeutungsrepräsentation bei gelingendem Verständnis sind nach meinen Beobachtungen so wenig wie beim Lautsprach-Verständnis und sinnvollen Eigensprechen ausgeschlossen. Und wiederum stehen wir lediglich vor besonderen Fällen bekannter Gewohnheitswirkungen. Beim Vorlesen sind solche fehlenden Bewußtseinsdaten längst beobachtet, wenn die Aufmerksamkeit durch dasselbe für den Verlauf des Lesens stärker in Anspruch genommen ist.

Diese Hinweise werden genügen, um die Behauptung zu begründen, daß eine apperzeptive Ergänzung des wahrnehmenden Erkennens nicht nur durch Repräsente in ihren zahllosen Kombinationen stattfindet, sondern mehr oder weniger durch erregte Repräsentabilien ersetzt werden kann.

Demnach erklärt sich das Künstliche, das in der Isolierung des repräsental ergänzten, und erst recht des repräsental unergänzten Wahrnehmens, von dem wir der Deutlichkeit wegen ausgingen, vorhanden war. Die Paradoxie ist in beiden Fällen, speziell im zweiten, nur scheinbar. Es gibt im entwickelten Bewußtsein tatsächlich kein unergänztes und kein nur repräsental ergänztes wahrnehmendes Erkennen. Stets wirken entsprechend den assoziativen Zusammenhängen, die sich gebildet haben, oder auf ihrer Grundlage neu erstehen, unbewußt bleibende Erregungen ergänzend mit. Sie sind in den tachistoskopischen Versuchen und den anderen Erfahrungen, von denen wir anfangs zu handeln hatten, nur durch die abgelenkte oder fehlende Aufmerksamkeit kurzzeitig mehr noch als gewönlich vom Bewußtsein ferngehalten und in ihrer weiteren Wirksamkeit für selbständige Reproduktionen gehemmt.

Nicht versagen möchte ich mir zum Abschluß dieser Erörterungen, noch einmal auf die verwandten Beobachtungen Berkeleys hinzuweisen, die ich bei früherem Anlaß [**32**, 10] zitiert habe. Sie seien hier durch eine bestätigende Äußerung eines Philosophen ergänzt, den auch die Gegner der vorliegenden Auffassung von dem Verdacht empirisch-psychologischer Einflüsse freisprechen werden. Schopenhauer sagt gelegentlich: „Übersetzen wir etwa, während der Andere spricht, zugleich seine Rede in Bilder der Phantasie, die blitzschnell an uns vorüberfliegen und sich bewegen, verketten, umgestalten und ausmalen, gemäß den hinzuströmenden Worten und deren grammatischen Flexionen? Welch ein Tumult wäre dann in unseren Köpfen während des Anhörens einer Rede oder des Lesens eines Buches! So geschieht es keineswegs. Der Sinn der Rede wird unmittelbar vernommen, genau und bestimmt aufgefaßt, ohne daß in der Regel sich Phantasmen einmengen" [**100**, I 41, II 71]. Freilich wendet er die Beobachtung im Gegensatz zu Burke, den er zitiert, zugunsten seiner rationalistischen Begriffsdeutung.

Nach dem allen dürfen wir das von Fechner [**35**, II 452f.] entworfene Wellenschema erweitern und modifizieren. In jedem Augenblick unseres entwickelten seelischen Lebens, auch im Traum und in pathologischen Zuständen, haben wir für jeden Bewußtseinsbestand zwei Gruppen von Bestimmungen anzunehmen: erstens unbewußte Bedingungen; zweitens Verschiedenheiten, die sich innerhalb ihres Bereichs finden. Beide sind selbst wieder nach repräsentativen Typen gegliedert. Die unbewußten Bewußtseinsbedingungen umfassen letztlich alle Residuen früherer Bewußtseinsinhalte, die sich im assoziativen Zusammenhang des Gedächtnisses erhalten haben, also einen Inbegriff von Repräsentabilien, der für das entwickelte menschliche Seelenleben eine schier unbegrenzte, erst im Alter für neue Eindrücke verfallende Mannigfaltigkeit bildet. Sie sind in jedem Augenblicke größtenteils unerregt, um so mehr, je weiter ihr assoziativer Ort von dem gegenwärtigen Bewußtseinsbestand entfernt ist. Teilmengen dieser Mannigfaltigkeit, Komplexe verschiedenster Art und verschiedenster Mächtigkeit, sind in jedem Augenblick unbewußt erregt. Sie bilden die Dispositionen zu neu erstehenden Bewußtseinsinhalten und deren emotionellen Folgen, je nach der Nähe ihres assoziativen Orts in verschiedenen Erregungsgraden. Wir wollen diese Teilmengen als dispositionelle Bereitschaft zusammenfassen. In der Erwartungsspannung werden sie, wie wir gesehen haben, zu einer apperzeptiven Bereitschaft. Auch beim wahrnehmenden Erkennen dürfen wir nunmehr von einer solchen für die Ergänzungskomponente reden, die durch den residualen Anteil der Verschmelzung ausgelöst wird. So beim intuitiven Erkennen in erster Reihe, aber nur in dieser Stellung für die sachlichen Ergänzungen; für die sachlichen und insbesondere die sprachlichen beim formulierenden. Beim formulierten Denken jeder Art, sofern dieses nicht durch vorliegende Wahrnehmungen mitbestimmt ist, bleibt es bei der dispositionellen Bereitschaft, die durch den vorliegenden Vorstellungsverlauf und die durch ihn bedingten Emotionen ausgelöst ist. Daß endlich auch beim intuitiven und formulierten Denken, das in irgendeiner Art der Phantasie Neues schafft, sowie bei neuen Emotionen eine dispositionelle Bereitschaft, unter Umständen in Form der apperzeptiven, mitzuwirken pflegt, haben wir mehrfach gefunden.

Über die Frage, ob die unbewußten Bedingungen rein physiologischer oder psychophysiologischer Natur sind, wollten wir keine Entscheidung treffen, da sie die Reproduktionspsychologie nicht berührt. Ich habe allerdings keinen Zweifel gelassen, daß ich mich nur in der psychophysiologischen Deutung zurechtzufinden vermag. Nehmen wir sie der Kürze wegen für einen Augenblick ausdrücklich an, so dürfen wir sagen: über dem Boden der unerregten Gedächtnisresiduen und den aus ihm reproduktiv ausbrechenden wechselnden Strömungen dispositioneller Erregungen von Repräsentabilien fließt auf der seelischen Oberfläche der schmale Strom des Bewußtseinsverlaufs. Im allgemeinen gesprochen bildet seinen tiefer liegenden Bestandteil das Unter-, den höher liegenden das Oberbewußtsein. So freilich nur im groben und allgemeinen. Denn unaufhörlich steigen vorerst unterbewußte Inhalte zum Oberbewußtsein empor, während oberbewußte in das Unterbewußtsein zurücksinken. Möglich auch — dann hinkt das Gleichnis stärker —, daß das Oberbewußtsein gelegentlich direkten Zufluß aus den Erregungsströmungen erhält, oder einzelne seiner Bestandteile direkt an diese abgibt. Ich möchte darüber keine Entscheidung treffen.

Daß auch diese Gliederungen nur repräsentative Typen ergeben, braucht kaum erwähnt zu werden. Fließend gehen die ruhenden Gedächtnisresiduen in erregte Dispositionen über, diese in jene zurück, ebenso verfließen beide an den Grenzen des Unterbewußtseins mit diesem, und Unter- wie Oberbewußtsein miteinander. Die unfesten Zusammenhänge zwischen dispositionellen Erregungen und Bewußtseinsbestand bilden, nebenbei bemerkt, einen der Gründe, die für die psychophysiologische Natur des Gedächtnisses und seiner Erregungen Zeugnis ablegen.

Abschließend versuchen wir wiederum, das, was über die nichtrepräsentale Ergänzung des wahrnehmenden Erkennens gesagt ist, schematisch zu symbolisieren. Wie bei den beiden früheren Symbolen (S. 58 und S. 88) setzen wir die Reizkomponente der apperzeptiven Verschmelzung $(R_z K) = \Pi_\varphi$. Die Residualkomponente $(R_s K)$, die wir für das scheinbar überhaupt, tatsächlich, wie wir jetzt gefunden haben, nur repräsental unergänzte Wahrnehmen $= A_\varphi$ setzten, wurde im zweiten Symbol, für das repräsental ergänzte Wahrnehmen zu $A_\varphi + AE$. Wir wollen dieses AE jetzt, freilich mangelhaft genug, genauer symbolisieren. Es umfaßte damals lediglich die durch A_φ reproduzierten dispositionellen Erregungen für die repräsentale Ergänzung. Hier soll es die nichtrepräsentale Ergänzung symbolisieren. Um zu verdeutlichen, daß diese sowohl beim intuitiven, als auch beim formulierenden und formulierten Wahrnehmen eintritt, wollen wir das AE schlecht und recht mit den beiden Indices σ für die sachliche, λ für die sprachlichen apperzeptiven Ergänzungserregungen versehen, also $AE\}^{\sigma}_{\lambda}$ schreiben. Auf die speziellere, nicht leicht durchsichtige schematische Symbolik, die ich bei früheren Gelegenheiten gegeben habe [**28**; **31**], sei hier verzichtet. In der Residualkomponente bezeichnet das $AE\}^{\sigma}_{\lambda}$ das Anfangsstadium, in dem Erkenntnisbestande (EI) den späteren Gehalt dieser Ergänzung. Dort wie hier charakterisiert es die ergänzenden Erregungen in jenem labilen Gleichgewicht, das bei geringstem Anlaß aus dem $AE\}^{\sigma}_{\lambda}$ im Sinne des zweiten Symbols ein $\mathfrak{A}\mathfrak{E}\}^{\mathfrak{s}}_{\mathfrak{l}}$ macht. Wir schreiben demnach:

Apperzeptions-Symbol III

$$\frac{\begin{array}{l} R_z K = \Pi_\varphi \\ R_s K = A_\varphi + AE\}^{\sigma}_{\lambda} \end{array}}{WI\,(< E_k I + E_\varrho) = EG = /\,\mathfrak{P}_\mathfrak{v}\mathfrak{A}_\mathfrak{v} + AE\}^{\sigma}_{\lambda}}$$

An die Stelle des Erkenntnisbestandes des früheren Symbols (EI) war hier dessen Bewußtseinsinhalt $(E_k I)$ und der ihm zugehörige Erregungsbestand (E_ϱ) zu setzen.

Von selbst versteht sich, daß das Symbol zugleich das scheinbar unergänzte Erkennen in seinem tatsächlichen Erregungsbestande mitumfaßt.

Unzulänglich bleibt das Symbol in verschiedener Hinsicht. Es läßt den Unterschied des formulierenden vom formulierten Wahrnehmen nicht erkennen; es hält in den Indices von $\mathcal{A}E$ die verschiedenen Arten der nichtrepräsentalen Ergänzung nicht auseinander usw. Es fehlt ihm überdies jede Rücksicht auf die schon wiederholt erwähnte sogenannte „Bekanntheitsqualität", also auf das Bewußtsein, daß der eben wahrgenommene Gegenstand ein bereits bekannter ist.

Wir wollen dieses Bewußtsein zu bestimmen versuchen, ohne auf die verschiedenartigen Deutungs- und Erklärungsversuche kritisch einzugehen, die es bisher gefunden hat. Vorweg ist festzulegen, daß das Bekanntheitsbewußtsein kein notwendiger Bestandteil des wiederholten Wahrnehmens ist. Es ist bei solchem Wahrnehmen vielmehr, wie wiederholt anzudeuten war, so selten vorhanden, daß dies geradezu als Ausnahme bezeichnet werden darf. In den zahllosen bunten Reihen wahrnehmenden intuitiven, formulierenden und formulierten Erkennens, die wir täglich erleben, ist es nicht häufig anzutreffen. Es fehlt fast durchweg, bei repräsentaler und nichtrepräsentaler Ergänzung, wenn wir altgewohnte sachliche Gegenstände oder vertraute Worte sinnlich wahrnehmen, sehen oder hören usw., sei es, daß die Aufmerksamkeit bei den wahrgenommenen Inhalten kurzzeitig verweilt, sei es, daß wir keinen Anlaß haben, sie zu beachten. Es pflegt ebenso nicht einzutreten, wenn unsere Aufmerksamkeit nicht den Gegenständen der Sinneswahrnehmung, sondern in der Selbstbeobachtung dem Vorgang dieses Wahrnehmens, nicht also dem Gesehenen oder Gehörten, sondern dem Sehen oder Hören zugespannt ist. Ähnlich so beim wiederholten Erinnern, Abstrahieren, Einbilden und den diesen Vorgängen eingewebten Denkakten, sowie bei häufig sich wiederholenden Emotionen. Die Gewöhnung löscht es, falls es ursprünglich aufgetreten war, zumeist aus. Es ist regelmäßig nur vorhanden, wo das wahrnehmende Erkennen als Wiedererkennen im eigentlichen Sinne auftritt. Diesem ist es ebenso wie dem Wiedererinnern immanent, so daß es eine definitorische Bestimmung beider ist. Selbstverständlich erscheint auf den ersten Blick, daß die apperzeptive Ergänzung, die es in jedem Fall fordert, stets eine repräsentale sei, eine Erinnerung an eine frühere Wahrnehmung oder ein abstraktes Gebilde verschiedener solcher Wahrnehmungen, im ersten Fall erfüllt mit identifizierenden raumzeitlichen oder zeitlichen Bestimmungen des Früheren. Ohne Zweifel ist das häufig zu konstatieren. Aber die Annahme, daß solche repräsentale Ergänzungen stets auftreten, lassen meine Beobachtungen nicht zu, selbst nicht in Fällen überraschenden Wiedererkennens. Immer aufs neue habe ich mich überzeugt, daß der Bewußtseinsbestand beim Wiedererkennen vertrauter Gegenstände, Sachen und Personen, in vertrauter Umgebung sich vom bloßen wahrnehmenden Erkennen häufig lediglich durch das ihm eingeschlossene Bekanntheitsbewußtsein unterscheidet.

Auch die Art, in der das Bekanntheitsbewußtsein eintritt, verläuft tatsächlich anders, als nächstliegende Erwägungen, die nicht durch Selbstbeobachtung gestützt waren, haben behaupten lassen. Das Wiedererkennen im eigentlichen Sinn pflegt unter den genannten Bedingungen ein unmittelbares zu sein, d. h. es ist dann ohne weiteres mit und in dem Erkenntnisvorgang gegeben. Die repräsentalen Ergänzungen, die in dem Gesamtvorgang leicht auftauchen, treten erst nachträglich ein. Nur wenn das Wiedererkennen ein mittelbares ist, wenn es einem bloßen Erkennen folgt, oder wenn es vorerst zweifelhaft bleibt, eilen repräsentale Ergänzungen zumeist zu Hilfe. Dann ist es an diese Ergänzungen gebunden.

Um diese Tatsachen zu erklären, analysieren wir die Bekanntheits-„Qualität“. Der Ausdruck ist irreführend, das Bekanntheitsbewußtsein ist nicht eine Beschaffenheitsbestimmung des wiedererkannten Gegenstandes, sondern eine Bestimmtheit des wiedererkennenden Subjekts. Es ist eine Zustandsbestimmtheit, die sich in allen Fällen auch reagierend äußert, von bloßen mimischen Ausdrucksbewegungen an bis hin zu ausgiebigen motorischen Reaktionen. Es ist emotionalen Charakters, ein Bekanntheitsgefühl. Es ist durch die gegenwärtige Erregungslage bestimmt, beim unmittelbarem Wiedererkennen durch die unbewußt bleibenden Erregungsergänzungen, die durch die apperzeptive Verschmelzung ausgelöst werden, beim mittelbaren in erster Linie durch die ebenso ausgelösten repräsentalen Ergänzungen. Die Ergänzungen müssen hier also anderer Art sein, als beim bloßen Erkennen. Die Residuen früherer Wahrnehmungen, die diese als frühere charakterisieren, vor allem also der früheren raumzeitlichen oder zeitlichen Bestimmtheit, müssen in besonderem Maße erregt sein. Verschiedene Momente können eine solche Verstärkung herbeiführen: irgendein emotional gefärbtes Interesse an dieser oder jener Eigenheit oder Beziehung des früher Wahrgenommenen, oder irgendein mit solchen individualisierenden Bestimmungen fest assoziiertes Bestandstück des gegenwärtig Wahrgenommenen, ohne daß das eine oder andere bei der gegenwärtigen Aufmerksamkeitslage sofort die Schwelle des Unterbewußtseins zu erreichen braucht.

Die Paradoxie dieses emotionellen Bewußtseinsreflexes vorerst oder dauernd unbewußt bleibender residualer Erregungen bietet keine Schwierigkeiten. Emotionen, die durch die gegenwärtige Erregungslage ausgelöst sind, durchsetzen unser Bewußtsein fast in jedem Augenblick, beim selbständigen Vorstellungsverlauf wie beim Wahrnehmen. Eine Art dieser Emotionen ist das Bekanntheitsgefühl.

Kapitel VIII

Ergänzende Konsequenzen

Auch die Ergänzung des wahrnehmenden Erkennens durch Repräsentabilien, die wir zuletzt besprochen haben, gibt, wenn sie auf diese beschränkt ist, nur einen künstlichen Ausschnitt aus dem tatsächlichen Erkenntnisbestand des entwickelten Wahrnehmens und den Erregungsbedingungen, die der ihm zugehörigen apperzeptiven Ergänzung entstammen. Sie charakterisiert jenen Bestand vollständig nur für den Grenzfall des scheinbar unergänzten wahrnehmenden Erkennens. Sie bildet also ebenso wie das lediglich repräsental ergänzte Erkennen selbst nur einen Ausnahmefall. Tatsächlich verläuft das wahrnehmende Erkennen des entwickelten

Bewußtseins in Mischformen dieser Grenztypen. Ähnlich so vermischen sich die sachlichen und die sprachlichen Ergänzungen. Auch das formulierende Erkennen kann gleichzeitig oder nahezu gleichzeitig durch formuliertes und dieses durch jenes mitbedingt sein.

Es wäre wenig fördernd, jede dieser Variationen für sich zu schematisieren, und aussichtslos, sie alle übersichtlich in einem Schema vereinigen zu wollen. Aber das zweite und dritte der oben abgeleiteten Apperzeptionssymbole läßt sich wenigstens im groben anschaulich kombinieren.

Wir verbinden zu solchem Zweck fürs erste schon in der Reizkomponente ($R_z\,K$) die beiden Fälle des intuitiven (σ) sowie des formulierenden und formulierten Erkennens (λ), die wir der Kürze wegen nicht unterscheiden. Die Reizkomponente schreiben wir demgemäß:

$$R_z\,K = \Pi_{\varphi}^{\sigma,\,\lambda}.$$

Ihr entspricht das Verschmelzungsglied der Residualkomponente:

$$A_{\varphi}^{\sigma,\,\lambda}$$

Zu ihm tritt die apperzeptive Ergänzung in dem ersten Stadium ihrer reproduktiven Erregung (vgl. S. 49f.) in allen den Arten, die durch die Indices σ und λ angezeigt sein sollen. Daß einige von ihnen, seien es sachliche oder sprachliche, stark genug erregt sind, um die Schwelle des Bewußtseins behufs repräsentaler Ergänzung zu überschreiten, andere dagegen unbewußt erregt bleiben, mag dadurch angedeutet werden, daß wir die σ und λ durch ein weiter abstehendes Klammerzeichen ({) als im Symbol III verbinden. Die Residualkomponente läßt sich demnach schreiben:

$$R_s\,K = A_{\varphi}^{\sigma,\,\lambda} + A\,E \left\{ \begin{matrix} \sigma \\ \lambda \end{matrix} \right.$$

Dem resultierenden Erkenntnisinhalt (EI) der Wahrnehmung haben wir, wie im dritten Symbol, indem wir ihn als $E_k I$ bezeichnen, den zugehörigen Erregungsbestand (E_ϱ) anzugliedern. Die linke Seite der Schlußzeile können wir also jetzt schreiben:

$$W I + (E_k\,I + E_\varrho) = E\,G$$

Das Verschmelzungsprodukt des erkannten Gegenstandes versteht sich im Symbol von selbst. Es ist in spezialisierter Schreibweise:

$$\int \mathfrak{P}_{\mathfrak{v}}^{\mathfrak{s},\,\mathfrak{l}}\,\mathfrak{A}_{\mathfrak{v}}^{\mathfrak{s},\,\mathfrak{l}}$$

Bei der letztlich durch die unselbständige Reproduktion ausgelösten apperzeptiven Ergänzung haben wir die Repräsente von den Repräsentabilien zu trennen und zugleich durch das Klammerzeichen ({) anzudeuten, daß beide der Regel nach in buntem Gemisch vorhanden sind. Wir schreiben sie dementsprechend, wie das vollständige Symbol zeigt:

Apperzeptions-Symbol IV

$$R_z\, K = \Pi_{\varphi}^{\sigma,\lambda}$$

$$R_s\, K = A_{\varphi}^{\sigma,\lambda} + AE \left\{ \begin{matrix} \sigma \\ \lambda \end{matrix} \right.$$

$$WI + (E_k I + E_\varrho) = EG = \int \mathfrak{P}_{\mathfrak{v}}^{\mathfrak{s},\mathfrak{l}}\, \mathfrak{A}_{\mathfrak{v}}^{\mathfrak{s},\mathfrak{l}} + \left\{ \begin{matrix} AE \\ \mathfrak{A}\mathfrak{E} \end{matrix} \right. \left\{ \begin{matrix} \sigma \\ \lambda \end{matrix} \right.$$

Den Umfang der apperzeptiven Reproduktion, den das Schema unmittelbar wiedergibt und nach dem Vorstehenden mittelbar anzeigt, vergegenwärtigen wir uns am kürzesten durch eine Übersicht der zerstreut genannten Arten des wahrnehmenden Erkennens.

Das Symbol IV gilt nicht für das primitive, noch durch keine individuell erworbenen Residuen mitbedingte sinnliche Wahrnehmen. Es trifft in den durch die Indices λ und $\mathfrak{l}$ bezeichneten Gliedern auch nicht die anfänglichen kindlichen Wahrnehmungen, denen noch das Sprachverständnis und mit ihm das formulierte und formulierende Wahrnehmen fehlt. Mit jenen Gliedern fällt demnach auch der Unterschied der σ und $\mathfrak{s}$ von den λ und $\mathfrak{l}$ aus, obschon diesem intuitiven wahrnehmenden Erkennen der Sache nach die σ und $\mathfrak{s}$ verbleiben. Wir können das Symbol, indem wir den intuitiven Charakter stillschweigend voraussetzen, dann einfach schreiben:

Apperzeptions-Symbol V

$$R_z\, K = \Pi_{\varphi}$$

$$R_s\, K = A_{\varphi} + AE$$

$$WI + (E_k I + E_\varrho) = EG = \int \mathfrak{P}_{\mathfrak{v}}\, \mathfrak{A}_{\mathfrak{v}} + \left\{ \begin{matrix} AE \\ \mathfrak{A}\mathfrak{E} \end{matrix} \right.$$

Das so vereinfachte Symbol gibt in erster Linie das uns eigene sinnlich wahrnehmende Erkennen wieder. Es veranschaulicht aber auch unser Selbstwahrnehmen, wenn wir, wie wir dürfen, voraussetzen, daß die Anfänge, speziell der emotionellen Selbstwahrnehmungen vor dem Beginn des formulierten Denkens eintreten. Lassen wir diese Voraussetzung fallen, so reicht es weiter. Es bezeichnet dann das intuitive wahrnehmende Erkennen auch in allen Abstufungen des tierischen Erkennens, so weit dieses von individuell erworbenen Residuen mitabhängig ist.

Gehen wir zu dem voll entwickelten wahrnehmenden Erkennen des Menschen zurück, das im Symbol IV wiedergegeben ist, so haben wir vielerlei Typen zu scheiden. Das Symbol charakterisiert auch das wahrnehmende Erkennen im engeren Sinn, das wir vom Wiedererkennen in eigentlicher Bedeutung zu trennen hatten, nicht vollständig. Außer dem Unterschied des sinnlichen und des Selbsterkennens fehlen deren speziellere Differenzen. Das sinnliche Wahrnehmen kann aufmerksam oder unaufmerksam sein, im ersten Fall jeden Grad der Aufmerksamkeit und jede Art ihrer Verteilung zeigen, während jeder Blick auf unser Inneres in seinen beiden Richtungen als Selbstbewußtsein und Selbstwahrnehmung (S. 4) Aufmerksamkeit beansprucht. Je nach der durch die vorliegende äußere Reizlage oder durch innere Bedingungen unwillkürlich oder willkürlich bedingten Richtung der Aufmerksamkeit kann das Erkennen sowohl wesentlich subsumierend, als auch wesentlich analysierend sein; beides selbst da, wo die Aufmerksamkeit als Erwartungsspannung auftritt, das Erkennen also durch apperzeptive Bereitschaft unterstützt ist. Auch darauf nimmt das Symbol IV keine Rücksicht. Ebensowenig darauf, ob das Bekanntheitsbewußtsein fehlt, oder, wie durchweg beim Wiedererkennen im eigentlichen Sinn, vorhanden ist, gleichviel ob dieses Erkennen wesentlich subsumierend oder analysierend oder im eigentlichen Sinn identifizierend ist. Zusammenfassend können wir demnach Folgendes sagen. In allen seinen Arten ist das entwickelte Erkennen apperzeptiv vermittelt, in erster Linie durch eine Verschmelzungs-, in zweiter durch eine von der Residualkomponente der Verschmelzung her assoziativ ausgelöste apperzeptive Ergänzung, sei es, daß diese Ergänzung eine repräsentale ist, sei es, daß sie durch unbewußt bleibende dispositionelle Erregungen erfolgt. Auf der für uns ersten Stufe, auf der sprachliche Ergänzungen noch fehlen, ist das entwickelte Wahrnehmen ein rein intuitives, seine apperzeptive Ergänzung ausschließlich sachlicher Art. Es bleibt auch bei entwickeltem Sprachbewußtsein intuitiv, wenn die sprachliche Ergänzung lediglich durch Repräsentabilien der spezifischen Worte in ihrer prädikativen Prägung vollzogen wird, sei es, daß die wahrgenommenen Gegenstände selbst, oder nur irgendwelche sachlichen Symbole von ihnen gegeben sind, das Wahrnehmen also ein direktes, oder ein symbolisches ist. Sind sprachliche Repräsente zur Stelle oder bedingen die ihnen entsprechenden dispositionellen Erregungen ein Sprechen oder Schreiben, so wird das wahrnehmende Erkennen zu einem formulierenden. Sind die wahrgenommenen Gegenstände nicht sachlicher Art, sondern Laut- oder Schriftzeichen, so wird das Erkennen und Wiedererkennen ein formuliertes, das in seinem ergänzenden Bedeutungsbestande alle Variationen, von unbewußt bleibenden Erregungen an bis hin zu weitgehenden, freilich nicht einmal unter künstlichen Bedingungen vollständigen Repräsentationen zuläßt, ebenso auch alle Arten sprachlicher Reaktionen. Im allgemeinen erfolgt das wahrnehmende Erkennen und Wiedererkennen unmittelbar. Es wird ein mittelbares, wenn sich zwischen eine Stufe zweifelnden Erkennens und das adäquate vermittelnde Vorstellungsverläufe oder Erregungszustände einschieben.

Bei dem allen ist von pathologischen Änderungen des wahrnehmenden Erkennens und den Zwischenstufen zu ihnen, die in den Breiten des normalen Lebens verlaufen, abgesehen: von den Hypästhesien, Dysästhesien und Hyperästhesien, dem illusionierenden Verkennen mit Einschluß des hypnotischen und sonstwie suggestiven, den Halluzinationen, sofern sie ein wahrnehmendes Erkennen vortäuschen, usw. Hier bieten sich der psychologischen Analyse mannigfache Verwicklungen der Residualkomponenten und der apperzeptiven Ergänzung, nichts aber, soweit die mir zugänglich gewordene Literatur eine psychologische Nachprüfung zuläßt, was Einwürfe gegen die hier entwickelte Auffassung von den Arten und Funktionen der Reproduktion geboten hätte.

An Verwicklungen fehlt es freilich den apperzeptiven Vorgängen der Verschmelzung und Ergänzung schon unter den gewöhnlichen Erkenntnisbedingungen nicht. Wir haben bisher nur derjenigen gedacht, die durch die Herkunft dieser Reproduktionen aus früheren Wahrnehmungen unmittelbar abfließen (S. 49f., 53f., 73f.). Sie sind gemeint, wenn von der Bedeutung des Gedächtnisses für den Zusammenhang unseres seelischen Lebens gesprochen wird. Sie verknüpfen die aufeinander folgenden Wahrnehmungen zur Einheit der Erfahrung und machen damit die generell präformierte Einheit des Seelenlebens überhaupt, nicht nur die Einheit des Selbstbewußtseins, allererst wirklich (S. 4). Sie knüpfen die neuen Wahrnehmungen an die früheren. Die apperzeptive, unselbständige Reproduktion vollzieht diese Verknüpfung unmittelbar; die ihr sich anschließende assoziative, selbständige in stets sich erweiternden Beziehungen mittelbar.

Allerdings fehlen die Mängel dieser Vorzüge nicht. Je fester die erworbenen Assoziationen werden, je mehr sich ihre Glieder inhaltlich verdichten, je früher diese Gewohnheitswirkungen auftreten, je intensiver schon in der Jugend die sie bedingenden Eindrücke sind, je weniger die scheinbare Selbstverständlichkeit solcher Erfahrungen und Erlebnisse sie einer Prüfung auf Gehalt und Wert unterziehen läßt, desto stärker wird einerseits ihr individuelles Gepräge, andrerseits ihre hemmende Energie für Aufnahme und Einordnung des Neuen, desto eingeschränkter wird unser geistiger Horizont. Auch seelisch ist unser Leben vom ersten Tage an ein Altern, vor allem durch die stille Herrschaft der Residualkomponenten und der unbewußt bleibenden oder nur zum Unterbewußtsein aufsteigenden ergänzenden Reproduktionen. Bei diesen selbständigen Reproduktionen hilft zudem die sprachliche Formulierung als hemmende Stütze, sofern sie gerade für die verwickelteren seelischen Gebilde die scheinbar festen Worte zu Trägern für tatsächlich unbestimmte, verfließende Gedanken macht. So erfährt und erlebt unter dem Miteinfluß der durch dies alles bedingten Emotionen, die unser Tun und Lassen bestimmen, schließlich Jeder nur sich selbst.

Es ist nicht die Aufgabe einer grundlegenden Erörterung, diese Andeutungen über angewandte Psychologie auszuführen. Wir kehren zu unserer Aufgabe zurück, indem wir ein theoretisch bedeutsames Moment der Apperzeptions-Wirkungen, das bisher zurückgestellt werden mußte, genauer bestimmen.

Über die verwickelte Konstitution des Inhalts und Umfangs unserer abstrakten Einzel- und Allgemein-Vorstellungen war bereits früher zu sprechen (S. 50). Dabei war stillschweigend daran festgehalten, daß sie nur in sich vereinigen, was in wiederholten Wahrnehmungen an gleichen Merkmalen gegeben und eingeprägt war. Dementsprechend setzten wir voraus, daß ihre Repräsentabilien in der apperzeptiven Verschmelzung, und sie selbst als Glieder der apperzeptiven Ergänzung sowie im selbständigen Vorstellungsverlauf in der Begrenzung durch die gegebenen gleichen Inhalte funktionieren. Aber diese Annahmen sind nur scheinbar selbstverständliche logische Konsequenzen aus dem Begriff der Abstraktion. Sie sind nicht Ergebnisse der psychologischen Analyse, die hier, wie sonst auch, die Konsequenzen aus den Definitionen der logisch normierten gedanklichen Operationen zu tragen hat. Schon die schematisch abstrakten Vorstellungen der praktischen Weltanschauung enthalten ein Moment, das ihre Funktion über die sie fundierenden Inhalte hinaustreibt und seit alters den Logikern und den Psychologen gelegentlich wie eine schwer abwälzbare Last erschienen ist.

Wir versuchen, das nicht leicht zu formulierende Problem vorerst in logischer Gedankenführung zu erfassen. Von diesem Gesichtspunkt aus unterscheiden sich die abstrakten Vorstellungen und ihre Repräsentabilien von den Schlußsätzen des induktiven Denkens dadurch, daß diese über den Bereich des in den Prämissen gegebenen Wahrnehmungsbestandes ergänzend oder erweiternd hinausreichen, d. i. auch nicht beobachtete Daten mit dem Anspruch auf wahrscheinliche Geltung einschließen, also induzierte Vor-Aussagen mitenthalten. In jedem durch Induktion gewonnenen Urteil liegt somit als Bestandteil seines Geltungsbewußtseins die Erwartung, daß das, was sich bisher in bestimmten Fällen als gültig gezeigt hat, sich in allen anderen Fällen gleicher Art als gültig erweisen werde. Diese Wahrscheinlichkeit wird zu praktischer Gewißheit, wenn die Beobachtung in deduktiver Instrumentation verifizierenden Fällen zugewandt ist, insbesondere dann, wenn die verifizierende Beobachtung rein illustrativen Charakter hat, d. i. zu Demonstrationszwecken angestellt wird. Sie erfüllt als solche das Bewußtsein des Experimentators, so lange der anzustellende Versuch noch dessen Interesse erregt. Anders ist der induzierte Bewußtseinsbestand, wenn Zweifel vorhanden sind, ob die behufs Nachprüfung anzustellenden Beobachtungen die Voraussicht bestätigen oder ihr widersprechen werden. Nur ein äußerlicher Formalismus kann sich dabei beruhigen, die Glieder der geteilten Erwartung in den Formen einer Disjunktion einander zu koordinieren, gleichviel ob der kontradiktorischen (*S* wird entweder *P* oder Non-*P* sein; *S* oder *P* wird auftreten oder fehlen) oder der spezifischen (*S* wird entweder P_α oder P_β oder P_γ sein; S_1 oder S_2 oder S_3 wird *P* sein), oder endlich der konträren (*S* wird entweder P_α oder P_ω sein). Denn das verneinende Glied der kontradiktorischen Disjunktion enthält die in ihm vereinigten Möglichkeiten in sehr verschiedenen Stufen der Bestimmtheit, auch wenn wir dem Kontradiktorischen nicht den unsinnig weiten Sinn der unbestimmten Verschiedenheit geben. Ebenso sind die Glieder der spezifischen Disjunktion einander nur ausnahmsweise gleichgeordnet. Nicht minder mannigfaltig endlich sind die Gegensätze, die in der formalen Logik als konträre zusammengenommen werden. Fast stets handelt es sich demnach, und zwar nicht lediglich bei wissenschaftlichen Beobachtungen, um irgendwelche nach Lage der Sache vorzugsweise erwartete Glieder (Man vgl. **29**, § 173f., 432f.).

Aber alle diese logischen Normierungen von Induktions- und Analogieschlüssen geben doch so wenig eine Beschreibung des tatsächlichen Vorstellungsverlaufs bei diesen Denkoperationen, wie die normativen Feststellungen der Deduktionsschlüsse. Wir verstehen die tatsächlichen Grundlagen der induktiven „Schlüsse“ erst dann, wenn wir uns vergegenwärtigen, daß allen abstrakten Vorstellungen trotz ihrer engbegrenzten Fundierung ein unwillkürlich zur Ergänzung und Verallgemeinerung drängendes Moment innewohnt. Die abstrakten Vorstellungen entstehen als Gewohnheits- und als diese ergänzende oder gar ersetzende Aufmerksamkeitswirkungen auf Grund früherer Wahrnehmungen. Sie werden damit zu Werkzeugen unseres Denkens, durch die wir gegenwärtig gegebene und mögliche zukünftige Wahrnehmungen an dem Bestande vergangener Wahrnehmungen messen, diese auf jene übertragen, so lange sich aus den neuen Beständen keine Hemmungen ergeben. Die Art, in der diese Voraussicht den abstrakten Vorstellungen, wie wir-

sagten, 'innewohnt', darf allerdings nicht mißverstanden werden. Sie ist im allgemeinen kein Bestandteil des Abstraktionsbewußtseins, sondern eine Voraussetzung desselben, die erst durch die psychologische Analyse zum Bewußtsein gebracht wird. Wir dürfen dementsprechend nicht einmal von einer den abstrakten Inhalten immamenten Erwartung reden, falls damit eben ein besonderer, stets anzutreffender Bestandteil des Bewußtseins gemeint sein soll. Es handelt sich vielmehr um eine selbstverständliche Gewohnheits- und Funktionswirkung, die selbst im Unterbewußtsein der Regel nach fehlt. Es ist anfänglich lediglich eine unausgearbeitete Vorstufe für die induktiv ausgearbeitete Voraussicht. Die Abstrakta bilden in dieser Hinsicht ein Seitenstück zu dem Paradoxon des typisch Allgemeinen, von dem ich in logischem Zusammenhang gehandelt habe.

In dieser tatsächlichen Ergänzung oder Erweiterung fungieren die abstrakten Vorstellungen in allen den Gedankengängen, die wir als Induktionsschlüsse im engeren Sinn oder als Analogieschlüsse normieren. Sie bilden in ihrer Vorform der bewußten Induktion das psychologische Fundament dieser Schlüsse. Besonders deutlich ist dies da, wo die Schlüsse dieser Art direkt von neuen Wahrnehmungen ausgehen. Bei den deduktiv vorwegbestimmten verifizierenden Beobachtungen kann der erwartete Wahrnehmungsbestand schon bei geringer Aufmerksamkeitsspannung vor dessen Eintritt in der Erinnerung oder Abstraktion repräsent werden; andernfalls entspricht ihm eine unbewußte Erregung. Erfolgt die Bestätigung, so wird der abstrakte Bestand der Verschmelzungskomponente wie selbstverständlich in seinem vor-induktiven Moment verstärkt. Sind die Beobachtungen prüfende oder suchende, so finden wir vor ihrem Eintritt nicht bloß im wissenschaftlichen Denken Einbildungsvorstellungen verschiedenstufigen Erinnerungsgehalts für den in erster Linie erwarteten Erfolg, die sich bei unerwartetem, abweichendem Wahrnehmungsinhalt in ihrer Funktion als Verschmelzungskomponenten jede Korrektur durch die Tatsachen gefallen lassen müssen. Nicht selten kann es daraufhin zu „Überlegungen" kommen, in denen die alte abstrakte Vorstellung mit der eben umgearbeiteten in Vergleichung gesetzt wird. Mannigfaltige Bewußtseinsverläufe können dafür in Frage kommen, falls die Relationen der Vergleichung nicht ganz im Bereich der unbewußt bleibenden Erregungen ablaufen. Und wiederum spielt die Vor-Induktion ihre Rolle. Verwickelter wird die Sachlage, wenn der Wahrnehmungsbestand ein völlig unerwarteter ist, wenn er z. B. als eine jener „zufälligen" Entdeckungen auftritt, die im wissenschaftlichen wie im praktischen Denken tatsächlich niemals dem Zufall zu danken sind, sondern wohl ausgearbeitete Erkenntnishilfen voraussetzen. Wir wollen, indem wir oben Angedeutetes jetzt ergänzen, den Fall herausgreifen, daß es sich um eine bedeutungsvolle schöpferische Wahrnehmung handelt. Sie sei durch eine Synthese von Erkenntnisgebieten zustande gekommen, die bis dahin niemals in direkte Beziehung zueinander gesetzt waren. Die Geschichte aller Tatsachenwissenschaften, auch der Kulturwissenschaften, liefert Beispiele und illustrierende Anekdoten in Fülle. Das Erste ist dann, daß zwei verschiedenartige, bisher nicht in direkter Relation stehende Verschmelzungskomponenten zu einer und derselben ineinandergreifen. Darauf folgt die aus der Verschmelzung resultierende apperzeptive Ergänzung als ein Inbegriff praktisch oder wissenschaftlich fundierter Einbildungsvorstellungen im Zusammenhang von Überlegungen, zu denen die vorhandenen Erinnerungs- und abstrakten Vorstellungen zusammen mit vordeutenden Einbildungsvorstellungen das Vergleichsmaterial liefern. Unter günstigen Bedingungen kann der Vorgang wie eine ungesuchte plötzliche Erleuchtung eintreten. Weitere nachprüfende Beobachtungen und neugeleitete selbständige Vorstellungsverläufe folgen, bis die Gültigkeit des Unerwarteten gesichert ist, falls nicht die Neigung besteht, einen ungeprüften „Einfall" ohne weiteres als Entdeckung anzusehen und zu verkünden. Ist das Neue kritisch gesichert und zugleich von weittragender Bedeutung, dann erfolgt eine Epoche reichster verifizierender Induktionen, in denen das Neue über das widerstrebende Alte siegt, wie wir sie jetzt in den exakten Naturwissenschaften erleben. Freilich siegt es immer nur, um allmählich zu altern und eben dem Schicksal zu erliegen, das es selbst seinerzeit dem Alten bereitet hat. Wie sich dies auf alle Arten von Intuitionen, auch künstlerische und religiöse, übertragen läßt, bleibe unausgeführt.

Die sublogischen induktiven Funktionen der abstrakten Vorstellungen und ihrer Repräsentabilien sind demnach nicht minder durchgreifend als die entsprechenden deduktiven. Und auch an dieser Stelle ergibt sich, daß die Erkenntnisbedeutung der Wahrnehmungen, selbst wenn sie ungeahntes Neues bieten, nicht sowohl an dem hängt, was sie geben, als an dem, was wir auf Grund früherer Erfahrungen festigend oder durch vorahnende Ergänzung und Erweiterung in apperzeptiver Verschmelzung und Ergänzung hinzutun.

Auf ein anderes Moment, daß auch diesen sublogischen Abstraktionsfunktionen zukommt, war bereits früher hinzuweisen. Die Abstrakta stehen in verschiedenwertigen Beziehungen zum formulierten Denken. Sie werden, auch soweit sie ursprünglich durch rein sachliche Abstraktion entstanden sind, vielfach früh mit den Worten der uns zufließenden sprachlichen Überlieferung bezeichnet und so fixiert mit ihren unentwickelten Ergänzungs- und Erweiterungstendenzen in den Kreislauf unseres Vorstellens gebracht. Aber sie werden durch die Siegel der Sprache, wie wir sahen, nicht nur fest gemacht. Diese Siegel sind zumeist schlecht geprägt und abgegriffen, d. h. die Wortbedeutungen sind nur ausnahmsweise fest bestimmt. Sie sind demnach auch hier, falls nicht Anlaß zu sorgsam umgrenzter Bedeutungsbestimmung vorliegt, lediglich vielgebrauchte, geringwertige Scheidemünzen der geistigen Formulierung und des geistigen Verkehrs, nicht zum wenigsten dann, wenn sie anspruchsvoll als Schlagworte in Jedermanns Munde sind.

Nicht einfach ist es auch, eine letzte hier zu erörternde Konsequenz zu ziehen. Sie richtet sich auf die Frage, wie sich die tatsächlichen und die Geltungsbedingungen für die Erfassung des seelischen Innern in unsersgleichen, und weiterhin in weniger entwickelten beseelten Lebewesen dem vorstehenden Gedankengang einordnen lassen. Die Entscheidung ist für jedes ihrer beiden Glieder gegenwärtig umstrittener, als jemals zuvor. Bestritten ist, insbesondere von Th. Lipps und daraufhin von Scheler, daß die alte logische Annahme, die Einstellung auf fremdes seelisches Innere beruhe auf einem Analogieschluß, zu Recht getroffen sei; und dieses logische Bedenken hat die psychologischen Voraussetzungen der Normierung in Mitleidenschaft gezogen. Auch die Physiologie hat sich in diesem Sinn zum Wort gemeldet (Verworn).

Andere Bedenken sind gegen die Geltung des Analogieschlusses auf das seelische Innere in niederen Lebewesen gerichtet. Eine ganze Reihe von Zoologen und Medizinern ist geneigt, die Gültigkeit dieses Schlusses überhaupt zu leugnen, höchstens als wissenschaftlich wertlose Deutung für die Wirbeltiere zuzugeben.

Es erübrigt sich nach dem Vorstehenden und dem jetzt Auszuführenden, diese Gegenargumente polemisch zu diskutieren.

Wir wollen von zwei altüberlieferten Negationen ausgehen, die niemals ernsthaft haben bezweifelt werden können. Das fremde seelische Innere kann fürs erste niemals ein Gegenstand tatsächlicher, möglicher oder nach Analogie möglicher Sinneswahrnehmung sein; denn diese vermag nur physische Daten zu liefern. Es kann ferner ebenso wenig durch mögliche Selbstwahrnehmung erfaßt werden; denn diese kann die Grenzen des eigenen seelischen Inneren niemals überschreiten. Fremdes seelisches Innere ist also in keinem Fall ein Gegenstand möglicher Wahrnehmung. Es kann demnach tatsächlich nur durch apperzeptive Ergänzung gewonnen, d. h. in logischer Normierung, es kann nur nach Analogie möglicher Selbstwahrnehmung erschlossen werden, falls es nicht — auch diese letzte Zuflucht ist gewählt worden — als eine „unerklärbare Tatsache“ hingenommen werden soll. Verschmähen wir den Weg zu diesem Asyl der „faulen Vernunft“ von vornherein, so haben wir demnach anzunehmen, daß das Einfühlen und Eindenken in fremdes Seelische, oder, um den leider vieldeutig gewordenen, hier treffenden kurzen Ausdruck zu gebrauchen, die „Einstellung“ auf das fremde seelische Innere nur im entwickelten Bewußtsein möglich wird.

Um den Bedingungen dieser Entwicklung auf die Spur zu kommen, vergegenwärtigen wir uns vorweg die Verwicklung des Problems. Für den Beginn der Einstellungen werden wir eine Vorstufe in den Anfängen der individuellen Entwicklung zu suchen haben, vielleicht sogar in Hilfen, die solchen Anfängen vorausgehen. Schon dabei werden wir uns mit der Tatsache abfinden müssen, daß der Analogieschluß, der unter den Schlußprozessen allein in Frage kommen kann, für das Vorstadium der hier gemeinten Einstellung nicht herangezogen werden darf. Denn jener Schluß fordert die logische Normierung:

Die mir eigenen reagierenden Bewegungen (RB_e) sind mit bestimmten seelischen Vorgängen in mir (SV_e) gesetzmäßig verknüpft

Die reagierenden Bewegungen in X (RB_x) sind den meinen (RB_e) ähnlich

---

Die RB_x werden in X mit seelischen Vorgängen, die den meinen ähnlich sind (SV_x), gesetzmäßig verknüpft sein.

Er setzt also in den Prämissen ein wahrnehmendes Erkennen reagierender Bewegungen und sie ergänzende Deutungen voraus, für die in den Anfangsstadien unserer individuellen Entwicklung alle Ansatzpunkte fehlen.

Daß dem entwickelten Bewußtsein Sinneswahrnehmungen eigener und fremder, seelisch vermittelter reagierender Bewegungen zugänglich sind, bedarf keiner Begründung. Die einfachsten Arten solcher Bewegungen sind die unwillkürlichen, mit allen unseren Emotionen gesetzmäßig verknüpften, mannigfach spezialisierten mimischen Bewegungen und ihre Begleiterscheinungen in der Skelett-Muskulatur, den Gefäßen, Drüsen usw. Die uns eigenen Bewegungen dieser Art nehmen wir in erster Linie durch motorische, vielfach auch durch Temperatur-Sensationen wahr, in zweiter Reihe durch Gehörs- und Gesichtswahrnehmungen. Die reagierenden psychogenetischen Bewegungen bei unsersgleichen, und weiterhin bei tierischen Organismen erkennen wir in überwiegender Anzahl durch optische und akustische Sensationen. Daß den uns eigenen Reaktionen als bedeutungsvolle Unterart die akustisch-motorischen Sensationen des Eigensprechens, den fremden die akustisch-optischen Wahrnehmungen des zu uns Gesprochenen, weiterhin vorzugsweise akustische und optische Wahrnehmungen der emotionellen Reflexe von Tieren zugehören, bedarf keiner Erörterung mehr. Es genüge hier darauf hinzuweisen, in wie beträchtlichem Umfang die mimischen und sprachlichen Ausdrucksbewegungen sich wechselseitig ergänzend unterstützen oder, wie wir früh lernen, wenn die beiden Gruppen nicht zusammen stimmen, einander korrigieren. Den reagierenden Bewegungen der Lautsprache gesellen sich fernerhin diejenigen der Schriftsprache und ihrer Substitute zu, mit allen Vorzügen, die sie der Überwindung der engen räumlichen und zeitlichen

Grenzen des Gesprochenen verdanken, und in der Wahrnehmung fremder Schriften mit all den Nachteilen, die das Fehlen der mimischen Ausdrucksbewegungen, des unmittelbaren Eindrucks der lebendigen Persönlichkeit, sowie der Umstand verursacht, daß wie die Rede Fragmente des still Gedachten, so die schriftliche Wiedergabe Fragmente von Fragmenten des Denkens liefert. Kulturfragmente anderer Art endlich sind alle die Reste der Vergangenheit, die von den primitivsten Formen der Werkzeuge an bis hin zur reich entwickelten Technik und Kunst von dem geistigen, nach Ort und Zeit differenzierten Leben vergangener Geschlechter Kunde geben. Von hier aus wird auch begreiflich, daß wir in weitester Verallgemeinerung des Begriffs der Sprache von einer Sprache reden können, in der die Natur oder Gott durch die Natur zu uns spricht. Dann wird das Weltall selbst zu einem Inbegriff reagierender Bewegungen, die wir aus ihren sinnlich wahrnehmbaren Produkten außer uns erfassen und durch Selbstwahrnehmung nach innen hin zu ergänzen vermögen.

Bereits darin liegt ein Hinweis auf die ansteigende Verwicklung der Deutungen, die von den eigenen und fremden reagierenden Bewegungen aus möglich werden. Schon eine bloße Skizze dieser Verwicklungen bedürfte einer Arbeit für sich, die bei dem gegenwärtigen Streit um die naturwissenschaftlichen und kulturwissenschaftlichen Ziele und Methoden die groben Einseitigkeiten hüben wie drüben vermeiden könnte. Hier sei nur auf einiges für uns Wesentliche aufmerksam gemacht.

Die einfachste Sachlage liegt dann vor, wenn verwandte emotionelle Stimmung und gleichsinnige intellektuelle Orientierung ebensolche seelischen Vorgänge in uns erstehen lassen, wie sie in den fremden reagierenden Bewegungen zum Ausdruck kommen. Ein flüchtiges Aufblicken, ein für den Dritten kaum merkliches Achselzucken kann dann zu einer voll gelingenden Einstellung genügen. Wir erleben daraufhin den Anderen in uns selbst, soweit ein Mensch den anderen miterleben kann, also innerhalb der Schranken, die durch die Verschiedenheit der Individualität, des Geschlechts, des Alters usw. gesetzt sind.

Aber diese Analogien des dispositionellen seelischen Bestandes und seiner Erregungen bilden die Ausnahmen, nicht die Regel unserer Einstellungen auf fremdes Seelische. Je fremder uns die andere Persönlichkeit ist, je weniger Gleichförmigkeiten des emotionellen und intellektuellen Lebens durch Gewöhnung aneinander und gemeinsames Erleben vorhanden sind, um so mehr finden sich Lücken, Tiefen und Hemmungen, die das wechselseitige Verstehen hindern oder gar ausschließen. Die seelische Resonanz fehlt überall da, wo die Typenreihen, durch die man seit alters die dichte Mannigfaltigkeit der Individuen begrifflich zu fassen gesucht hat, einander konträr entgegengesetzte Endglieder aufweisen, zwischen dem Sanguinischen und Cholerischen, dem Kaltsinnigen und dem Warmherzigen, dem optimistisch und dem pessimistisch Gestimmten, dem Besonnenen und dem Unüberlegten, den Vielzuvielen und den Allzuwenigen usw.

Dazu kommt andrerseits, daß wir die Ausdrucksbewegungen Fremder auch richtig zu deuten imstande sind, wenn die Situation oder der Erregungsbestand in uns ein wesentlich anderer ist, als bei Jenen. Wir erkennen den Anderen als traurig, zornig, beschämt, unaufmerksam, von einem uns abliegenden Gedankenkreis beherrscht, ohne daß diese Stimmungen und Gedankenverläufe in uns einen Widerhall finden. Wir können ein solches Verständnis selbst dann erlangen, wenn wir uns innerlich gegen das fremde Seelenleben geradezu ablehnend verhalten, wie wir es dem Zyniker, dem rücksichtslosen Egoisten, dem Schmeichler, dem Lügner gegenüber tun.

Eine besondere Verwicklung endlich findet sich in einem anderen Moment: darin, daß die reagierenden Bewegungen der Fremden und die ihnen entstammenden Produkte zum großen Teil gar nicht darauf abzielen, das fremde Innere direkt zu enthüllen oder zu verbergen. Die meisten fremdseelischen Äußerungen spiegeln das fremde Innere vielmehr nur indirekt. Es ist in ihnen eingehüllt in den sachlichen, objektiven Gehalt des Gemeinten, Gewollten oder unwillkürlich dem Innern Entfließenden. So in der Wissenschaft, der Kunst, den Ausdrucksformen des religiösen Bewußtseins wie in allen Betätigungen für die Zwecke der praktischen Lebensführung mit Einschluß aller Produkte der Technik. Wer es ernst mit sich meint, will doch in dem allen nicht sich oder den Anderen, sondern die Sache. Deshalb ist die Geschichtswissenschaft nicht Psychologie, so wenig wie irgendeine Art anthropozentrischer

Naturdeutung Naturwissenschaft ist — einer der Punkte, in denen sich die Methoden und Ziele der Natur- und Kulturwissenschaften miteinander schneiden. Nur ist für die letztgenannten Disziplinen die Einstellung auf fremde Persönlichkeiten in der Weise des Nacherlebens, aber nicht notwendig der Selbstbeobachtung, eine unerläßliche Voraussetzung, für die biographische Forschung sogar ein Zielpunkt.

Damit haben wir die Materialien gewonnen, von denen aus wir die Frage nach den tatsächlichen Bedingungen und den logischen Normen der fremdseelischen Einstellung beantworten können.

Zuerst besprechen wir die oben bereits erwähnten Vorstufen dieser Einstellung.

Das Kind erlebt anfänglich nur sich selbst, auch wenn es so weit entwickelt ist, daß es auf ein vertraut gewordenes freundliches Gesicht durch Lächeln, auf eben dasselbe ernsthaft verzogene, oder ein fremdes ungewohntes durch Weinen reagiert, dort mit begleitenden Willkommens-, hier mit Abwehrbewegungen. Möglich, daß wir zur Erklärung des Ursprungs dieser Reaktionen und der durch sie indizierten Emotionen der Freude oder Angst mit individuell erworbenen Assoziationen auskommen können. Gegen instinktive Mitwirkungen von Herkunftszusammenhängen, wie sie bei der rechten Mutter von vornherein vorhanden sind, spricht der Umstand, daß die Zärtlichkeitsäußerungen des Kindes auf längere Zeit hin derjenigen gelten, die es nährt, liebkosend hegt und pflegt und dadurch den Boden zu zahlreichen assoziativen Verknüpfungen ebnet. Aber ich finde doch keinen Grund, die Mitwirkung präformierter Assoziationen auszuschließen. Schon die nachahmende mimische Bewegung des Lächelns scheint solche Mitwirkung zu fordern. Denn der gesetzmäßige Zusammenhang der primitiven Ausdrucksbewegungen mit den ihnen zugehörigen Emotionen ist sicher präformiert und geht, wie alle assoziativen Zusammenhänge, von Glied zu Glied, hier also wie von der Freude zum Lächeln, so von diesem zu jener. Besonders deutlich scheint mir auf solchen Ursprung die entgegengesetzte Reaktion des Weinens hinzuweisen, für das die Wahrnehmungsgrundlage der Nachahmung fehlt. Daß hier instinktive, durch das Gattungsgedächtnis vorweg bestimmte Wirkungen vorliegen, wird überdies durch sicher instinktive tierische Furchtreaktionen bestätigt. Auch in Gefangenschaft geborene Vögel,

Affen usw. zeigen beim ersten Anblick einer Schlange alle Zeichen von Schreck und Angst. Die widersprechenden Angaben von Semon bedürfen sicher der Nachprüfung. Gleichviel jedoch, das alles sind nicht Einstellungen auf fremdes Seelenleben, sondern von solchem noch unabhängige Selbsterlebnisse, Vorstufen also zu jenen Einstellungen nur in dieser Einschränkung.

Das Selbstgefühl, der Kern des intellektuell vermittelten Selbstbewußtseins, ist für diese Vorstufe eine notwendige Voraussetzung. Ob in ihm auch ein emotioneller Keim vorhanden ist, der das Kind in den ihm vertraut werdenden Lebensäußerungen der Personen seiner Umgebung in emotioneller apperzeptiver Ergänzung ihm verwandtes Leben ahnen läßt, bleibe dahingestellt. Jedenfalls würde es von sich aus noch nicht zu einem Nacherleben des fremden Seelischen, geschweige denn zu einer Einstellung auf ein solches führen, höchstens zu eigenen Erlebnissen, die tatsächlich fremden gleichartig sind.

Die fremdseelische Einstellung entwickelt sich anscheinend auf Grund anderer Erfahrungen. Früh schon treten dem Kinde fremde reagierende Bewegungen, auch sprachliche, der Personen in seiner Umgebung entgegen, deren Zweck ist, daß es dieses oder jenes, wozu der Instinkt treibt, unterlassen, oder dieses und jenes, was den Emotionen des Augenblicks entgegen ist, tun soll. Je nachdem es gehorsam oder ungehorsam ist, erfährt es durch eben jene Personen Reaktionen, die lusthafte oder schmerzhafte Emotionen in ihm auslösen. Im Laufe der sich täglich wiederholenden Erfahrungen lernt es demnach, je nach seinem Verhalten die einen oder die anderen Reaktionen zu erwarten, und damit seine eigenen Erlebnisse in die reagierenden Personen hineinzudeuten. Diese bedingten, auf die Reagierenden bezogenen, also fremdseelischen apperzeptiven Ergänzungen sind anfänglich gewiß sehr unbestimmt und unsicher; aber sie werden ebenso früh dadurch unterstützt, daß in dem eigenen emotionellen Erleben sich Züge finden, die ohne weiteres auf die Reagierenden übertragbar sind, hier Elemente der Anerkennung für das Willfährige in den Anderen, dort jene Anfänge des Zornes, die wir des öfteren kurzweg als kindlichen Eigensinn aufzufassen geneigt sind.

Allmählich wird dieses erste Stadium, das wir soeben nur in

Worten des entwickelten Bewußtseins beschreiben konnten, durch Wiederholungen in zunehmenden Variationen überwunden, indem sich das eigene emotionelle Leben des Kindes reicher gestaltet und die Repräsente und Repräsentabilien seines intellektuellen Lebens vielseitiger und dienstbereiter werden, auch die entsprechenden Eigenreaktionen mannigfaltiger, sowie durch motosensorische, thermische, optische und akustische Sensationen vertraut werden. Der Blick für die Deutungen des fremden Seelischen, auch für absichtliche Einstellungen auf dasselbe, wird freier und reicht tiefer. Ebenso mehren sich die Fälle, in denen der fremdseelische Bewußtseinsbestand keinen Widerhall in uns findet. Wir können sie apperzeptiv ergänzen; aber diese Ergänzungen entstehen in einem emotionellen und intellektuellen Erregungsverlauf, der die ergänzenden Repräsente und Repräsentabilien, in denen wir das Fremde mit- oder nacherleben, nur unvollständig und flüchtig reproduzierbar macht. Sie werden gestört und gehemmt durch uns näherliegende Reproduktionen, in die sie eingebettet sind. Nur solche verstümmelten Repräsente also werden in uns lebendig, nicht die Bewußtseinsinhalte, die dem Fremden entsprechen. Kurz, die Ergänzung zeigt nicht mehr das Gepräge der fremden, sondern der eigenen Individualität. Steigert sich dieses Mißverstehen so weit, daß wir den Anderen überhaupt nicht begreifen, stehen wir vor seinen Reaktionen wie vor den Äußerungen einer uns fremden Sprache, dann fehlen uns die Dispositionen, die eine apperzeptive Ergänzung ermöglichen, selbst vielleicht die entscheidenden elementaren seelischen Regungen, aus denen wir solche Hilfen zusammensetzen könnten. Daß viele Arten von Lebensäußerungen uns so unverständlich sein können, zeigen naheliegende Daten des täglichen Verkehrs ebenso wie alle die Ablehnungen, die in Religion, Kunst und Wissenschaft dem Fremdartigen widerfahren. Spielen gar widerstrebende starke Affekte mit, so kann es zu den Erscheinungen im ganzen Völkerleben kommen, innerhalb der Parteiungen eines Volks, und erst recht von Volk zu Volk, die uns die Jahre des Krieges, den wir durchleben mußten, und seine Folgeerscheinungen mit erschreckender Eindringlichkeit gezeigt haben.

Wie immer aber die apperzeptive Ergänzung des fremdseelischen Inneren verläuft, wo sie nicht durch unmittelbares Mit- oder Nacherleben fundiert ist: der Charakter der ergänzenden Repräsente und Repräsentabilien bleibt in einem Punkt derselbe. Wir können uns des fremden seelischen Innern so wenig erinnern, wie es wahrnehmen. Es sind also stets Einbildungsvorstellungen oder deren Repräsentabilien, mit denen wir operieren. Erst im Wiederholungsfalle gehen sie auf die oben besprochene Weise in Erinnerungen über. Nur das Material zu diesen Einbildungshilfen muß in uns vorhanden sein. Seine Zusammensetzung zu dem Neuen, vielleicht zu einem solchen, das uns unsere beschränkte Einsicht vordem nie für möglich hatte halten lassen, erfolgt in den günstigsten Fällen unmittelbar und unwillkürlich, in ungünstigeren durch mehr oder weniger verwickelte emotionelle und intellektuelle Vorgangsreihen.

Anders liegt es, wo unser Verstehen fremdseelischer Reaktionen und ihrer Produkte nicht dem Inneren zugewandt ist, dem sie ihren Ursprung verdanken, sondern dem sachlichen Gehalt, der sich in ihnen offenbart. Da ist ihr Gehalt, d. i. die apperzeptive Ergänzung, die ihn liefert, das, was unsere Aufmerksamkeit in erster Reihe in Anspruch nimmt. Ist er mit den schon oben besprochenen Einschränkungen durch Repräsente gegeben, so treten diese im Oberbewußtsein in allen den Modifikationen des Vorstellens auf, die durch den Sachverhalt geboten sind, natürlich gegebenen Falls auch in allen den Formen der Einbildung, die wir zu erörtern hatten. Sind die Reaktionsprodukte sprachlicher Natur, so vollziehen sie sich zuerst durch formuliertes Denken; gehören sie sachlichen Symbolen an, so können sie anfangs intuitives Denken erregen, dem sich formulierendes zuzumischen pflegt. Ist das in apperzeptiver Verschmelzung Erkannte neu, lehrreich, interessant oder sonstwie emotionell erregend, so ist die repräsentale Ergänzung der engeren Fassung in allen ihren Formen lebendig und reproduktionskräftig für weitere Ergänzungen jeder Art und Weite. Fehlen solche Antriebe, so wird die Ergänzung flüchtig, unvollständig, unlebendig und unbestimmt, so daß die apperzeptive Ergänzung wesentlich durch Repräsentabilien erfolgt. Auch die Erwartungsspannung, die in den Zuständen der ersten Art dem vollen Verstehen vorauseilt oder es unterbrechend auf andere, eigene Wege führt, kann dann wesentlich reduziert sein, ungünstigen Falls ganz fehlen.

Notwendig ist in allen Variationen sachlicher Erfassung fremdseelischer Reaktionen und Produkte eine Einfühlung in das fremdseelische Innere nicht. Der Sachverhalt kann uns völlig in Anspruch nehmen, so daß wir, wie uns selbst, so auch den Anderen darüber vergessen, d. h. hier, auch nicht im Unterbewußtsein irgendwelche Beziehungen auf das fremde oder eigene Ich vorfinden. Im Erregungsbestande freilich sind die Dispositionen zu beiden Beziehungen vorauszusetzen. Der assoziative Zusammenhang mit dem eigenen und dem fremden Ich kann auch hier nicht aufgehoben werden. Wenn demnach irgendein Moment des sachlichen Ergänzungsverlaufs auf einen dieser beiden Beziehungspunkte hinweist — zumeist auf das fremde Ich —, oder gar eine Einstellung vorliegt, die das Apperzipierte oder eine seiner Ergänzungen als Ausdruck eines seelischen Inneren fassen läßt, dann fließen die entsprechenden Beziehungen in das Bewußtsein über. Unter geeigneten Umständen, etwa bei historischer oder philologischer Forschung, können sie dann zeitweilig im Oberbewußtsein überwiegen.

Mit dem allen haben wir die psychologischen Daten gefunden, die wir der logischen Normierung unserer Frage zugrunde legen müssen. Auf die sublogischen Vorstufen unserer fremdseelischen Einstellungen brauchen wir nicht einzugehen. Ihnen fehlt noch, wie wir sahen, das, was uns jetzt interessiert, die Beziehung auf das Fremdseelische. Aber der tatsächliche Bestand der Einstellungen hat uns gegenüber dem anfangs normierten Schema des Analogieschlusses eine Überraschung gebracht, eben diejenige, an der die oben genannten neueren Kritiker Anstoß genommen haben. Offensichtlich nämlich gibt die tatsächliche Verschmelzungsgrundlage der Apperzeption in der Regel nicht die Erkenntnis der eigenen, sondern die der fremden Reaktionen. So entsteht für ein erstes Überlegen die Versuchung, an die Stelle eines Analogieschlusses einen Syllogismus zu setzen, den wir als hypothetischen *in concreto* formulieren können:

Wenn wir diese fremden reagierenden Bewegungen
wahrnehmen, sind sie ein Zeichen von Zorn usw.
Tatsächlich finden wir diese Bewegungen in unserem
Wahrnehmen vor.

Also sind sie ein Zeichen von Zorn usw.

Daraus aber ergibt sich, wie aus jeder syllogistischen Formulierung, die man statt der vorstehenden wählen könnte, sofort, daß der induktive Obersatz das als gültig zu Erweisende voraussetzt. Wir gelangen erst zum Ziel, wenn wir uns wieder daran erinnern, daß die logische Normierung nicht die Aufgabe hat, die psychologische Beschreibung zu wiederholen, sondern aus ihr die Geltungsbedingungen des Prozesses herauszuarbeiten. Dann wird klar: die Gültigkeit der Deutung des fremdseelischen Lebens hängt daran, daß wir des gesetzmäßigen spezialisierten Zusammenhangs der reagierenden Bewegungen mit den ihnen zugehörigen seelischen Vorgängen sicher sind. Diese Sicherheit ist der Sache nach schon für die einfachsten Einstellungen auf das Fremdseelische vorauszusetzen. Sie ist also für alle solche Einstellungen eine notwendige Geltungsbedingung. Sie kann deshalb nur aus Erfahrungen unseres eigenen Lebens abgeleitet werden, d. i. aus der Art, wie die mannigfachen Sensationen unserer reagierenden Bewegungen mit unseren seelischen Lebensvorgängen verknüpft sind. Solche Erfahrungen aber machen wir früh. Wir haben uns bei der logischen Normierung nur zu hüten, daß wir jene Sensationen ausschließlich als optische nehmen. Die optischen Wahrnehmungen dieser Art sind vielmehr, wie schon anzudeuten war, verhältnismäßig späten Ursprungs.

Wissen wir somit die grundlegende psychologische Beschreibung von der logischen Normierung richtig zu trennen, so bleibt es dabei, daß der oben (S. 144) zuerst abgeleitete Analogieschluß allein imstande ist, uns der Gültigkeit unserer fremdseelischen Deutungen zu versichern.

Damit halte ich die Bedenken, die zu Anfang dieser Betrachtung angedeutet wurden, für beseitigt. Wir haben für unseren Zweck nur auf die Eigenart dieser Analogieschlüsse noch kurz einzugehen. Der Analogieschluß ist seiner logischen Funktion nach eine Zwischenstufe, seinem logischen Bestande zufolge ein Unterart der Induktion, in seinen Ergebnissen also ebenfalls ein Wahrscheinlichkeitsschluß. Seine Haltung hängt im speziellen an zwei Bedingungen: erstens an der Ähnlichkeit zwischen den ihn vermittelnden, zweitens an der Anzahl der seine Ergebnisse bestätigenden Wahrnehmungen. Die erste dieser Bedingungen ist bei den Analogieschlüssen auf das seelische Innere von unseresgleichen in dem Maße erfüllt, daß die Wahrscheinlichkeit des speziellen Gehalts in zahlreichen Fällen an praktische Gewißheit grenzt. In der Tierreihe sinkt sie, wie die nicht enden wollenden anthropopathischen Deutungen und die Widerstände mancher Zoologen und Physiologen gegen seelische Deutungen des Tierlebens unterhalb der Wirbeltiere bezeugen, mit der Unähnlichkeit der Reaktionen schnell in beträchtlichem Maße. Den anthropopathischen Konstruktionen eines absoluten Geistigen fehlt sie völlig. Auch die zweite Bedingung, die nachträgliche bestätigende Wahrnehmung, ist in der Praxis des Lebens, sowie in den Natur- und Kulturwissenschaften in breitem Umfange vorhanden. Aber es fehlt in allen Tatsachenwissenschaften nicht an Analogieschlüssen, bei denen diese Bedingung unerfüllbar ist, wenn sie auf direktem Wege erfüllt werden soll. Sie ist überall da nicht zu erlangen, wo zeitliche oder räumliche Ferne oder Kleinheit der Objekte die direkte Wahrnehmung ausschließt. Analogieschlüsse dieser Art sind ihrer Natur nach diejenigen, durch die wir die Einstellungen auf Fremdseelisches normieren, da dieses sich der Sinnes- und Selbstwahrnehmung eben völlig verschließt. Sind die Einstellungsschlüsse aber eine Unterart verbreiteter und gesicherter Denkformen, so darf man die Bedenken gegen die Analogieschlüsse auf das Fremdseelische nicht übertreiben. Gibt es doch zahlreiche Wege, um die direkte Beobachtung zu ersetzen. Sie sind in den Natur- und Kulturwissenschaften längst betreten und haben in ihnen allen zu so wertvollen Resultaten hingeleitet, daß es überflüssig ist, im einzelnen, dort etwa auf die Erkenntnis des atomistischen Baus der Körper, hier auf die Methoden der Quellenforschung einzugehen. Eben solche Hilfen fehlen auch in unserem Falle nicht. Morphologische, physiologische, psychopathologische, entwicklungsgeschichtliche Daten und Überlegungen, Resultate wiederholter Reizversuche, Exstirpationsausfälle usw. liefern so mannigfache mittelbare Bestätigungen, daß die junge Wissenschaft der Tierpsychologie, immer weiter von den landläufigen anthropopathischen Hypothesen abrückend, ihrer Zukunft getrost entgegensehen kann. Wertvolle logische Voraussetzungen dafür hat der „methodologische Teil" der schon erwähnten „Untersuchungen über die Reizerscheinungen bei den Pflanzen" von Warwara v. Polowzow [**90**] geboten.

Kapitel IX

Die Reproduktionswirkungen der Aufmerksamkeit

Häufig boten sich im Vorstehenden Anlässe, des Einflusses der Aufmerksamkeit auf den Reproduktionsverlauf zu gedenken. Der Abschluß unserer Untersuchung fordert, daß wir diese Bemerkungen ergänzend zusammenfassen. Mehr leisten wollen, hieße weniger leisten. Es wäre auch hier erwünscht, von einer Gesamtauffassung ausgehen zu können, vorerst also vom Wesen der Aufmerksamkeit überhaupt zu handeln. Seit den Untersuchungen von Herbart und wertvollen zerstreuten Angaben von Johannes Müller, sowie der diesen gleichzeitigen, zum Teil eindringenden Arbeiten, insbesondere französischer und englischer, seit kurzem auch nordamerikanischer Forscher, ist immer aufs neue versucht worden, das im Wesen der Aufmerksamkeit vorliegende Problem zu lösen. Neuerdings liegen auch bei uns kaum übersehbar viele Einzeluntersuchungen ihrer Wirkungen vor. Dennoch fehlt nahezu alles, daß diese Vorarbeiten historisch oder systematisch ausgebeutet wären; und weniger noch als irgendeine der spezielleren psychologischen Fragen hat dieses zentrale psychologische Problem bisher eine befriedigende Lösung erhalten. Wir müssen uns deshalb an dieser Stelle mit einem Fragment begnügen, das die allgemeine Frage möglichst offen läßt.

Als allgemein zugestanden sei vorausgesetzt, daß die Aufmerksamkeit stets, wenn auch in allen Abstufungen der Intensität, der Selbstwahrnehmung als ein Spannungszustand des Bewußtseins erkennbar wird, dessen Analyse uns hier noch nichts angehen soll. Daß der Sprachgebrauch mit dem ihm oft eigenen Takt von „gespannter“ Aufmerksamkeit nur reden läßt, wo höhere Intensitätsgrade vorliegen, ändert daran nichts. Ebensowenig der Umstand, daß wir in manchen Fällen kurzweg von Unaufmerksamkeit reden, wo das Spannungsbewußtsein deutlich vorhanden ist. Wir können „unaufmerksam“ sein, weil unsere Aufmerksamkeit abgelenkt, oder leicht ablenkbar, im ganzen schwach, oder mannigfach geteilt ist. Nun ist „Spannung“ keine Begriffsbestimmung, sondern ein Bild. Aber es reicht aus, den längst vieldeutig gewordenen Ausdrücken „aufmerken, aufmerksam sein, beachten“ und ähnlichen einen festen Sinn zu geben, der nur an den unteren Grenzen sowie in manchen pathologischen Zuständen unsicher wird. Daß die Erwartungsspannung durch dieses Kriterium mitgetroffen ist, wurde oben (S. 118) bereits festgestellt. Immerhin wird es sich als zweckmäßig erweisen, die Erwartung von der Aufmerksamkeit im engeren Sinne zu trennen.

Wir beginnen mit der letztgenannten.

Nehmen wir den Begriff des Willens in der eingeschränkten Bedeutung, die wir ihm hier gegeben haben, also als Inbegriff der Emotionen, die zu absichtlich bestimmten Entschlüssen und Handlungen führen, so haben wir an der Scheidung von unwillkürlicher und willkürlicher Aufmerksamkeit festzuhalten. Weitaus zumeist, dürfen wir daraufhin weiter behaupten, wird die Aufmerksamkeit unwillkürlich ausgelöst. Selbst dann, wenn sie anfangs willkürlich war, pflegt sie im weiteren Verlauf ihrer an- und absteigenden Intensität sowie in ihrem gegenständlichen Wechsel unwillkürlich zu werden. Besonders deutlich wird ihr unwillkürlicher Ursprung, wenn sie unerwartet und plötzlich von außen her, oder durch ebenso auftretende innere Reize in Anspruch genommen wird, dort z. B. durch einen Hilferuf, hier durch einen ohne Vorboten einsetzenden Schmerz. In beiden Fällen erfolgt eine Umstellung der vorhandenen Aufmerksamkeit, die unwillkürlich weiterverlaufen, sowie durch willkürliches Festhalten verstärkt oder aufgehoben werden kann. Wir wollen dann von perzeptiver unwillkürlicher Aufmerksamkeit sprechen. Anders liegt es da, wo die unwillkürliche Aufmerksamkeit nicht durch Unterbrechung eines gegenwärtigen Spannungszustandes, sondern auf Grund der augenblicklichen Erregungslage ausgelöst, also der augenblickliche Zustand der Aufmerksamkeit — in selbstverständlichem Intensitäts- und Gegenstandswechsel — fortgesetzt wird. Hier wollen wir von apperzeptiv bedingter unwillkürlicher Aufmerksamkeit reden. Die willkürlich einsetzende Aufmerksamkeit läßt diese Zweiteilung nicht zu. Sie ist stets durch den vorhergegangenen Erregungszustand, d. i. wie wir sagen wollen, apperzeptiv bedingt; auch dann, wenn sie sich aus perzeptiv ausgelöster Aufmerksamkeit entwickelt. Denn das kann erst geschehen, nachdem der Gegenstand jener Spannung bereits ein Bestandteil des Oberbewußtseins geworden ist.

Es reicht für unsere Aufgabe aus, wenn wir uns vorerst auf das normale wache Bewußtsein beschränken. Dieser Bewußtseinsbestand zeigt im allgemeinen eine beträchtliche Weite auch bei simultanem Durchschnitt. Es ist erfüllt von Sinneswahrnehmungen, vorzugsweise optischen Charakters, neben mancherlei durch übermerkliche Reize hervorgerufenen akustischen, motosensorischen, thermischen, taktilen usw. Zu ihnen gesellt sich nach Maßgabe der Individualität und ihres momentanen Erregungsbestandes ein mehr oder weniger reiches Gebiet von Emotionen und Repräsenten aller Art. Innerhalb dieser Weite findet sich stets mindestens e i n Teilinbegriff, der das augenblicklich vorhandene Oberbewußtsein, also diejenigen Bewußtseinsinhalte umfaßt, denen die Aufmerksamkeit momentan zugespannt ist. Ein solcher Inbegriff fehlt dem Bewußtsein anscheinend niemals. Er ist sicher in hypnotischen Zuständen vorhanden; ich finde ihn ebenso bestimmt auch in Träumen und glaube aus mehrfachen Berichten schließen zu dürfen, daß er auch in den narkotischen Phantasievorgängen anzunehmen ist. Er ist, vielfach übererregt, aber zerteilt und leicht ablenkbar, in neurotischen Erkrankungen, wie der Neurasthenie und Hysterie, anzutreffen, deutlich genug oft auch, wenngleich unter Umständen tief herabgesetzt, in den eigentlichen Geisteskrankheiten zu finden, so weit in den schweren Fällen bei einigen von ihnen das Bewußtsein nicht zeitweilig erloschen ist.

Trifft dies zu, so ist — das mag im Vorübergehen gesagt werden — die Stetigkeit des Oberbewußtseins im Bewußtseinsbestande, mag es noch so leicht wechseln und noch so tief sinken, ein Zeichen dafür, daß es sich bei allen Arten der Aufmerksamkeit um eine Grundfunktion des Seelischen überhaupt handelt. Haben wir doch Daten genug, daß sie auch in tierischen Organismen ebenso weit hinabreicht, wie seelisches Leben überhaupt.

Bleiben wir nunmehr bei der Annahme, daß das Oberbewußtsein als ein Teil des Bewußtseins anzunehmen sei, so haben wir entsprechend feststehender Überlieferung anzuerkennen, daß sein Gebiet um so kleiner wird, je intensiver die Aufmerksamkeitsspannung ist, je mehr es, wie wir zu sagen pflegen, konzentriert ist. Die Konzentration der Aufmerksamkeit ist also eine Funktion ihrer Intensität und eine einschränkende Bedingung für den Umfang der Gegenstände, denen sie zugewandt ist. Die damit gegebene Enge der Aufmerksamkeit steht in Kontrast zu der Weite des Bewußtseins, in dem sie enthalten ist. Von einer Enge des Bewußtseins zu reden — „Bewußtsein" in dem hier festgelegten Sinne genommen —, ist selbst dann unzutreffend, wenn Sinneswahrnehmungen, apperzeptive Ergänzungen und selbständige Vorstellungsverläufe aufs äußerste eingeschränkt sind. Allerdings darf man die Einengung des Oberbewußtseins durch die Intensität der Aufmerksamkeit, die sich in ihm offenbart, nicht übertreiben. Bei der Verwicklung der Sachlage wäre es schon verkehrt, die Zu- und Abnahme der Enge mit dem Steigen und Fallen der Intensität einfach als ein Verhältnis umgekehrter Proportionalität aufzufassen. Und noch irreführender ist, auch nur bei höchster Spannung diese Enge auf nur einen, gar auf nur einen einfachen Bewußtseinsinhalt zu reduzieren. Von einem „Monoideismus", um den schlecht gewählten Ausdruck einmal zu gebrauchen, zeigt die Aufmerksamkeit schon auf dieser Stufe der Analyse keine Spur.

Es war zudem nur eine vorläufige, der Kürze wegen gewählte Wendung, die uns vom Oberbewußtsein als einem Teilinbegriff des Bewußtseins reden ließ. So einfach liegt die Sache nicht. Das Oberbewußtsein ist nur selten eine Bewußtseinsschicht, die auf nur einem Gebiet über das Unterbewußtsein emporragt; nicht einmal notwendig bei stärkster Konzentration. Außer dem momentan stärksten Konzentrationsgebiet, dessen Höhendifferenz vom Unterbewußtsein weitgehende individuelle und bei einem und demselben Individuum je nach der Erregungslage beträchtliche Unterschiede zeigt, lassen sich zumeist noch andere, schwächere Gebiete dieser Art feststellen. Und gar nicht notwendig ist, daß diese Gebiete mit jenem assoziativ zusammenhängen. So finde ich bei nach innen gespannter Aufmerksamkeit leicht den einen oder anderen sich schwach vordrängenden Bestandteil gleichzeitiger Sinneswahrnehmung, selbst wenn solche Bestandteile, wie etwa bei offenen Augen optische, durch unwillkürliche Parallel- oder gar Divergenzstellung der Augenachsen, sehr unbestimmt werden. Auffallend waren für mich Beobachtungen dieser Art bei tachistoskopischen Versuchen. Während der kurzen Dauer der oben angeführten Expositionen (0,1″) von Dodge und mir konnte ich, und wie ich nicht zweifelhaft bin, auch Dodge zufällig einmal vorhandene Ungleichmäßigkeiten auf der Expositionsscheibe intuitiv ohne weiteres konstatieren. Es ist deshalb mißverständlich, von einer „Diffusion“ der Aufmerksamkeit zu sprechen. Man vergleiche auch die oben (S. 41) angeführten Angaben von Dodge über extrafoveale Fixation. Bei perzeptiv erregter Aufmerksamkeit ist ferner die Regel, daß der plötzlich störend auftretende Wahrnehmungsinhalt die vorhandene anders orientierte Spannung nicht einfach aufhebt, sondern sie nur mehr oder weniger ablenkt, so daß zwei Gebiete des Oberbewußtseins für kurze Zeit im Kampf gegeneinander stehen. Auch wenn diese oder jene „Richtung“ der Aufmerksamkeit, um des unglücklichen Sprachgebrauchs von Blickfeld und Blickpunkt einmal zu gedenken, die Oberhand gewinnt, handelt es sich zuerst meist nur um eine Vorherrschaft. Nicht weniger endlich läßt jede apperzeptiv bedingte Aufmerksamkeit Raum für oberbewußte Nebenerhebungen. Die Aufmerksamkeit ist also fast ausnahmslos, wenn nicht durchweg, eine geteilte, um so mehr, je weniger konzentriert das vorherrschende Oberbewußtsein ist.

Fest sind die Grenzen zwischen den Gebieten des Oberbewußtseins und den breiteren des Unterbewußtseins in keinem Fall. Dafür sorgt der unaufhörliche Intensitäts- und gegenständliche Wechsel, sowie die sich kontinuierlich verändernde Reiz- und Erregungslage, die ich bei mir auch im Traume finde. Nur fehlt natürlich hier wie in den Neurosen und Psychosen der an der Wirklichkeit orientierte Zusammenhang des wachen normalen Bewußtseins, so daß Illusionen und Halluzinationen, einseitig dominierende Vorstellungen, anomale Emotionen und Ähnliches mehr in buntem Wechsel vorhanden sein können.

Die Wirkungen der Aufmerksamkeit, die sich in dem Bestand des Oberbewußtseins zeigen, sind verschiedener Art. Daß hohen Konzentrationen auch unter günstigen Erregungsbedingungen nur kurze Dauer gegönnt ist, braucht nur erwähnt zu werden. Erst recht gilt dies von den schwächeren Spannungsgraden, bis hinunter zu den Fällen nicht geteilter, sondern zerteilter, hin und her flackernder schwacher Aufmerksamkeitsspannungen in Zuständen der Ermüdung wie der Überreizung, bei alkoholischen Störungen, bei den Imbezillen, sowie in den genannten psychopathologischen Zuständen. Daß diese kurze Dauer nicht nur von der Intensität abhängt, folgt daraus ohne weiteres. Welch andere Bedingung hinzutritt, wird späterhin zu besprechen sein. Eine weitere Folge besteht darin, daß zwar mit Recht angenommen wird, der Aufmerksamkeit sei ein Festhalten dessen, worauf sie gerichtet ist, eigen, daß aber diesem Festhalten durch die Bedingungen der kurzen Dauer für jede Art Spannung enge Grenzen gesetzt sind. Zuzugeben ist ferner, daß der konzentrierten Aufmerksamkeit ein verstärkender Einfluß auf intensiv schwache Empfindungen und Emotionen zukommt; so bei sinnlichen Wahrnehmungen schon durch unwillkürliche günstige Einstellung der Sinnes- oder der ihnen vorgelagerten Anpassungs-Organe. Aber auch diese Wirkungen sind, wie längst nachgewiesen ist, eng begrenzt; und fraglich bleibt, ob solche Verstärkungen auch bei höheren Intensitäten der materialen Wahrnehmungsinhalte eintreten.

Aber nicht bloß durch diese Umstände wird es erklärlich, daß schon das praktische Vorstellen zu den sprachlichen Bezeichnungen eines „Vordergrundes des Bewußtseins“ oder eines „Oberbewußtseins“ geführt hat. Die „Fülle“ und „Eindringlichkeit“, die für die Inhalte des Oberbewußtseins in Anspruch genommen wird, hat noch ganz andere Gründe. Diejenigen Bewußtseinsinhalte, die ihm nicht angehören, werden gehemmt, verdunkelt, geschwächt oder gar zum Verschwinden gebracht und bilden eben dadurch den „Hintergrund des Bewußtseins“ oder das „Unterbewußtsein“, so daß jenes scheinbare Paradoxon entstehen kann, das wir eingangs (S. 24) zu besprechen hatten. Selbst aufdringlichen Wahrnehmungen, andrängenden Gliedern des Vorstellungsverlaufs und eindringlichen oder in der Stille wirksam bleibenden Emotionen können wir uns dementsprechend bekanntlich entziehen, wenn es uns gelingt, die Aufmerksamkeit, die sie in Anspruch zu nehmen bereit sind, ihnen durch anders gerichtete Orientierung und Konzentration zu entziehen.

Damit stehen wir dicht vor unserem eigentlichen Thema, den Reproduktionswirkungen der Aufmerksamkeit.

Ehe wir jedoch darauf eingehen, ist es angezeigt, einen Blick auf noch andere Wirkungen der Aufmerksamkeit zu werfen. Sie bekundet die emotionelle Seite ihres Wesens durch die ihr eigenen Ausdrucksbewegungen, die bei stärkerer Konzentration sich weit über die mimischen hinaus erstrecken, innerhalb dieser vor allem dem Auge eigen sind. Es hätte dem Ungedanken einer „objektiven Psychologie", deren voller Wert als Teil der Physiologie nicht bestritten werden darf, überlassen bleiben sollen, das Spannungsbewußtsein ausschließlich in Sensationen dieser motorischen Reaktionen aufzulösen.

Die „Lebendigkeit" und „Deutlichkeit" der Inhalte des Oberbewußtseins, denen wir uns nunmehr zuwenden dürfen, sind synthetische Folgebestimmungen der Fülle und Eindringlichkeit, hängen also mit diesen auf das engste zusammen. Der Deutlichkeit ist wie der Lebendigkeit eigen, daß sie den dem Bewußtsein überhaupt eigenen Fluß in der Besonderheit des Oberbewußtseins erkennen läßt. Diese Eigenart des Oberbewußtseins besteht in dem gegenständlichen, von Intensitätsabstufungen durchsetzten, aber wohl zu trennenden Wechsel seiner Inhalte, den „Aufmerksamkeitswanderungen", von deren durchschnittlichem Zeitverlauf schon oben (S. 25) zu handeln war. Das „Festhalten" im Oberbewußtsein hat also auch hier seine Grenzen. Schon Funktionen der Aufmerksamkeit in der Sinneswahrnehmung — eine „sinnliche Aufmerksamkeit" ist ein Widerspruch in sich selbst — bekunden diesen fast durchgängig unwillkürlichen gegenständlichen Verlauf. Wir lassen den Blick an den Objekten der Gesichtswahrnehmung herumwandern und folgen mit ihm den sich in ihr abspielenden Vorgängen gemäß ihrer Leitung. Wir verfahren analog in der Selbstwahrnehmung. Wir zerlegen auf demselben Wege jeden durch Repräsente gleichviel welcher Arten gegebenen Vorstellungsbestand, indem wir einen seiner Bestandteile nach dem anderen „ins Auge fassen". Wir heben so aus den Erinnerungen einzelne Bestandteile heraus, erfassen deren gemeinsame Merkmale in abstrakten Gebilden, vereinigen bis dahin getrennte und trennen bis dahin vereinigte Erinnerungs- oder abstrakte Vorstellungen in der Phantasie, modifizieren oder bereichern im formulierenden Denken unseren Wortschatz, analysieren in gleicher Art die verwickeltsten Gedankengebilde und heben sie gegebenen Falls in formulierten Urteilen heraus.

Was aber bedeutet die so entstehende Deutlichkeit und Lebendigkeit? Der gegenständliche Wechsel des wachen normalen Bewußtseins folgt (nach den ersten merkbaren Anfängen der Aufmerksamkeit in dem voll entwickelten Gehirn) den vorhandenen assoziativen Zusammenhängen, oder springt aus einem aufsteigenden Assoziationsgebiet in ein ihm bis dahin fremd gebliebenes über, erfaßt das bisher Ungesehene, vereinigt scheinbar Widerstreitendes zu einem neuen in sich geschlossenen Gedanken, führt unwillkürlich und unerwartet ruhende Dispositionen in unbewußte Erregungen und diese in Bestandteile des Oberbewußtseins über. Sie schafft alle echte wissenschaftliche, technische, künstlerische, praktische, religiöse Produktion. Kurz der gegenständliche Wechsel ist im wachen normalen Denken durchweg ein durch den sachlichen Zusammenhang geleiteter oder einen solchen neu erzeugender Reproduktionsvorgang. Mit ihm entsteht die Lebendigkeit und die Deutlichkeit der Inhalte des Oberbewußtseins, oder verstärkt sich in der Wahrnehmung die schon durch die Verschmelzungskomponente herbeigeführte Verdeutlichung (S. 45f.). Anders ausgedrückt: Das Oberbewußtsein ist das jeweilige dynamische Zentrum der Reproduktion, und dies in um so höherem Maße, je stärker seine Konzentration ist. Steht die eine oder andere der Nebenhöhen dieses Bewußtseins der höchsten vorhandenen assoziativ nahe, so kann ein Überfließen der reproduktiven Energie von dieser zu jener stattfinden; im anderen Falle ist ein sprunghafter Übergang nicht ausgeschlossen, wirkt aber, falls dadurch nicht neue Assoziationen entstehen, zerstreuend.

Im Gegensatz dazu steht die reproduktive Schwäche des Unterbewußtseins. Sie ist ihrerseits um so größer, je weiter der Reproduktionsstrom an ihren Bestandteilen vorbeiführt. Denn dieser holt sein Material in der Regel aus dem zurzeit bewegten Gebiet der unbewußten Erregungen, oder aus dem, was er dem ruhenden Inbegriff von Repräsentabilien zu entreißen vermag. Er geht demnach mehr in die Tiefen des Residualbestandes als in die Breite des Bewußtseins. So erklären sich auch die Hemmungen, denen das Unterbewußtsein entsprechend der Höhe der Konzentration anheimfällt. Der gegenständliche Wechsel des Bewußtseins, der Fluß der vorhandenen oder in seinen Strömungen neugebildeten

Reproduktionen, ist demnach, soweit er nicht perzeptiv bedingt ist, eine Folge des gegenständlichen Aufmerksamkeitswechsels.

Die Lebendigkeit vor allem, aber auch die Fülle und Eindringlichkeit des Oberbewußtseins ergeben zusammen mit der in ihm liegenden Spannung das, was seit alters die Aufmerksamkeit als eine seelische „Tätigkeit" hat auffassen lassen. Wie alle seelischen Inhalte oder Vorgänge ist sie im Selbstwahrnehmen auf das Ich bezogen, erscheint sie als die dem Ich eigene Tätigkeit: „Ich bin aufmerksam" wie „Ich sehe, erinnere, fühle und will". Wird nun, wie ebenfalls seit alters geschehen, das Wesen der Seele in einer nur ihr zukommenden Selbsttätigkeit oder Spontaneïtät gesehen, die Seele gar im Sinne alter Bestimmungen dementsprechend als selbsttätige Substanz gesetzt, und diese Selbsttätigkeit vor allem im Denken und Wollen gefunden, das Seelische überhaupt in dem gesucht, was sich im Menschen als „Geist" offenbart, so liegt die Hypothese nahe, die Aufmerksamkeit durchweg als Willensäußerung zu fassen.

Diese Konsequenzen lassen sich aus dem Vorstehenden jedoch nicht ableiten. Ihnen widerstrebt schon, ganz abgesehen von der stillen metaphysischen Fundierung der Hypothese, der Umstand, daß auch die Anhänger dieser „voluntaristischen" Seelendeutung nicht umhin können, statt der für sie verbotenen unwillkürlichen Aufmerksamkeit eine „passive" anzunehmen, was natürlich der für alle Aufmerksamkeit vorausgesetzten Aktivität zuwiderläuft. Freilich ließe sich diese Inkonsequenz schon dadurch beseitigen, daß anerkannt würde, auch in diesem passiven Charakter der oben sogenannten perzeptiven Aufmerksamkeit stecke ein Moment des Aktiven. Das so ausgelöste Oberbewußtsein enthält ja gleichfalls Eindringlichkeit und Lebendigkeit und ist schon als solches dynamisches Zentrum der Reproduktion. Aber so zutreffend das ist, bietet es doch der Willensdeutung der Aufmerksamkeit keine Stütze, wenn anders anerkannt wird, daß alle Aktivität nur Re-Aktivität ist, daß es Selbsttätigkeit auch auf den höchsten Stufen des Seelischen nicht gibt. Überdies heißt es doch, den Begriff des Willens einerseits verflüchtigen, indem ihm sämtliche Emotionen zugeschoben werden, und andererseits ihn über jedes Maß hinausheben, wenn diese offensichtlich komplizierteste und späteste Art der Emotionen als die ursprüngliche postuliert wird, um daraufhin die Aufmerksamkeit als Willensvorgang fassen zu können. Weiterhin zeugt gegen alle Arten dieser Deutung, die in der nachkantischen Metaphysik von neuem aufgetaucht sind, daß die willkürliche Aufmerksamkeit schlechterdings nicht als Regel angenommen werden darf. Die apperzeptiv bedingte Aufmerksamkeit ist in der Breite wie in der Höhe weitaus zumeist unwillkürlich und das ihr eigene Tätigkeitsbewußtsein ebensowenig stets auf ein tätiges Ich bezogen. Nicht das Ich bestimmt ihren Verlauf, sondern der vorhandene Gehalt des Oberbewußtseins, weiterhin der vorliegende Erregungsbestand. Dem unverkennbaren „Es denkt in mir", dem scheinbar paradoxen „Es will in mir" entspricht ein ebenso nur scheinbar paradoxes „Ich finde mich — wir haben kein passendes Verbum — aufmerksam". Als ein Zwang, dem wir uns nicht zu entziehen vermögen, kann die höchste Stufe der apperzeptiv ausgelösten Aufmerksamkeit ebensowohl auftreten, wie die störendste Form der perzeptiv bedingten.

Neu ist die vorstehende Reduktion der Lebendigkeit und Deutlichkeit, und damit der Tätigkeit des Aufmerkens auf den Intensitäts-Wechsel und das gegenständliche Wandern des Oberbewußtseins nicht. Es ist eine alte Wahrheit, von einem wenig beachteten Gesichtspunkt aus betrachtet. Es ist altbekannt und gesichert, daß die Aufmerksamkeit ein wirksameres Mittel für die Einprägung in das Gedächtnis ist, als die bloße, wenn auch noch so häufige Wiederholung; ebenso, daß sie die Bildung assoziativer Zusammenhänge leichter ermöglicht, als die bloße Gewohnheit; endlich, daß sie demgemäß vor allem geeignet ist, für das wahrnehmende Erkennen die rechten apperzeptiven Hilfen zu liefern und im selbständigen Vorstellungsverlauf die Leitung der Reproduktionen aller Art zu übernehmen.

Bei dem allen ist zu beachten, daß das, was wir bisher kurz als „Arten" der Aufmerksamkeit bezeichnet haben, diese Namengebung, streng genommen, gar nicht beanspruchen darf. Wir meinen, wenn wir von unwillkürlicher und willkürlicher, perzeptiver und apperzeptiver Aufmerksamkeit reden, nur verschiedene Bedingungen ihrer Auslösung. Ebenso ist „geteilte" Aufmerksamkeit nur ein bequemer Sprachgebrauch. Die Aufmerksamkeit ist nicht in Arten und Teile zerfällbar, sondern ein einheitlicher und, wie wir vermuteten, ursprünglicher Vorgang, der allen Bewußtseinsverlauf leitet. Das gilt auch für die nachstehenden Erweiterungen ihrer Funktion.

Nicht ohne weiteres lassen sich die eben gewonnenen Ergebnisse auf die zweite, oben angenommene Abzweigung der Aufmerksamkeit, auf die Erwartungsspannung übertragen. Schließlich erhalten wir jedoch auch bei dieser Übertragung lediglich entscheidende Bestätigungen.

Bisher schien es uns, wie wohl überall dem Sprachbewußtsein, selbstverständlich, von den Inhalten des Oberbewußtseins als Gegenständen der Aufmerksamkeit zu reden. Es ist die intellektuelle Seite ihres Wesens, die damit — auch den beachteten Emotionen gegenüber (vgl. S. 82f.) — zum Ausdruck kommt. Aber die Gegenständlichkeit dessen, worauf die Aufmerksamkeit überhaupt gespannt sein kann, ist eine notwendige Bedingung nur für die bisher behandelten Verzweigungen des Aufmerkens. Sie gilt nicht, wie ich schon bei früheren Gelegenheiten Anlaß hatte anzudeuten, für die Erwartung. Überraschend ist das Dodge und mir insbesondere in unseren tachistoskopischen Versuchen deutlich geworden. Ich muß noch einmal auf sie zurückkommen (vgl. S. 26f.). Es war schon vordem aus ihnen anzuführen (S. 48), daß, sollten die Versuche gelingen, während des kurzen Intervalls zwischen Aufmerksamkeitssignal und Exposition keines der noch nicht exponierten Wörter im Bewußtsein auftauchen durfte. Das war, da jeder Verstoß dagegen Hemmungen herbeiführte, falls nicht das erwartete Wort kam, durch Übung unschwer zu erreichen. Hier war also die Aufmerksamkeit auf verschiedene, gleich mögliche eingeprägte, der Exposition harrende, aber nichtrepräsente, im Bewußtsein fehlende Wörter bei höchster, momentan erreichbarer Erwartungsspannung gerichtet. Es waren somit Bedingungen für eine Aufmerksamkeitsspannung gegeben, der kein gegenständlicher repräsentaler Bewußtseinsinhalt entsprach. Ohne Zweifel aber waren die Repräsentabilien der in Betracht kommenden Gegenstände in apperzeptiver Bereitschaft erregt. Dafür bürgte die Sicherheit und Adäquatheit unserer Reaktionen sowie die ungewöhnliche Kürze unserer Reaktionszeiten. In etwa gleich starker, gleichschwebender Bereitschaft zur apperzeptiven Verschmelzung, welche durch den Eintritt der Exposition ausgelöst wurde, müssen wir ferner jedes jener eingeprägten Repräsentabilien annehmen. Jedes von ihnen ist also als ein durch die anderen kurzzeitig gehemmtes Zentrum der Reproduktion zu denken. Zeugnis dafür war eine, ich möchte sagen volle Leere des Bewußtseins neben den schwachen Wahrnehmungsinhalten der für die Einstellung zur Fixation eben hinreichend belichteten Expositionsscheibe, ein repräsental vollständiges Bewußtseinsdunkel, durch das sich die ungeschiedene Gesamtheit der wechselseitig einander hemmenden Repräsentabilien kundgab, nicht einmal ein an der Grenze des Bemerkbaren stehendes, völlig unbestimmtes und unbestimmbares Unterbewußtsein.

Ähnliches findet der geschulte Beobachter in all den mannigfachen Stufen und Arten der apperzeptiven Erwartungsbereitschaft. Eine gespannte Unruhe zeigt sich bei allen Arten des Suchens nach verlegten Gegenständen, die bei langdauerndem oder eiligem Suchen mit qualvollen Emotionen verbunden sein kann, ohne daß während seines Verlaufs Repräsente des Gesuchten anders als gelegentlich flüchtig auftauchen, sobald sie nicht auch dann, wie bei kurzzeitigem Suchen völlig vertrauter Gegenstände, überhaupt fehlen. Nur bei ausgesprochener Vorherrschaft des optischen Gedächtnisses scheinen Repräsente des Gesuchten häufiger vorhanden zu sein. Eigentümlich ist wohl bei Vielen der Bewußtseinsbestand beim Nachschlagen bekannter, aber nicht deutlich erinnerlicher Schrift- und Druckstellen. Ich finde dann fast durchgängig Repräsente des zu suchenden Orts (rechte, linke Seite, oben, unten usw.), manchmal zugleich mit schwankendem Bewußtsein der noch erinnerlichen Bedeutungsinhalte, wohl auch der Schriftzüge oder des Drucktypus. Dagegen bleibt es in nicht wenigen Fällen wiederum beim Fehlen oder nur gelegentlichen Auftauchen von Repräsenten der bestimmten Bedeutungsinhalte. Eben dies läßt sich auch beobachten, wenn wir ungeduldig Personen erwarten. Wechselnd endlich ist bei mir die Bewußtseinslage, wenn ich in gespannter Erwartung vor geschlossenem Bühnenvorhang sitze, hinter dem ein mir bekanntes, oder ein unbekanntes Schauspiel aufgeführt werden soll. Im ersten Fall taucht wohl diese oder jene Szene in der Erinnerung auf, auch eine Einbildungsvorstellung dieses oder jenes Schauspielers in seiner für mich neuen Rolle, im anderen Fall wohl eine unbestimmte Einbildung des Stücks, wie sie etwa aus dem Theaterzettel herauskonstruiert werden kann.

Allgemein dürfen wir demnach sagen: In der Erwartungsspannung haben wir eine Art der Aufmerksamkeit, bei der das, worauf sie gerichtet ist, nicht notwendig im Bewußtsein gegenständlich gegeben ist, vielmehr vielfach dem Gebiet der erregten Repräsentabilien angehört.

Nur ausnahmsweise also ist der Bewußtseinsbestand der apperzeptiven Bereitschaft in der Erwartungsspannung so eingeschränkt, wie bei den zuerst erwähnten tachistoskopischen Versuchen. Dort fehlten die Repräsente auch nur einzelner Glieder der Bereitschaft durchaus, weil die Repräsentabilien der eingeprägten Worte wechselseitig ihre reproduktive Energie hemmten. Denn sie alle sollten lediglich der apperzeptiven Verschmelzung in dem scheinbar unergänzten Expositions-Erkennen dienen. Noch weniger bot der so verdunkelte Bewußtseinsbestand trotz der gleichmäßig über ihn verteilten Aufmerksamkeitsspannung, oder vielmehr infolge dieser Verteilung, Raum für irgendwelche apperzeptiv ergänzende Reproduktionen. Sie waren durch die Versuchsbedingungen erst recht gehemmt. Die reproduktive Energie der einzelnen Zentren ging in ihrer repräsentabilen Bereitschaft auf. In den zuletzt angeführten Beispielen, bei denen solche Hemmungen fehlen, bekundet sich die reproduktive Energie, auch wenn keine repräsentale Reproduktion des erwarteten Gegenstandes im Bewußtsein vorgefunden wird, dadurch, daß mannigfache ihm zugehörige repräsentale Ergänzungen und sie begleitende Emotionen flüchtig durch das Bewußtsein fluten können und meist tatsächlich konstatierbar sind. Sie zeigt sich ebenso darin, daß wenn die Erwartung erfüllt ist, diese Ergänzungen an Lebendigkeit und Reichtum gewinnen, sowie weitere ergänzende Repräsente auslösen und Repräsentabilien erregen können.

Andere allgemein bekannte Wirkungen der Erwartungsbereitschaft, die gleichfalls zeigen, welche reproduktive Energie ihr innewohnt, sind schon oben (S. 118) besprochen worden. Alles hier Angeführte spricht demnach gleichfalls dafür, daß wir in der Erwartungsspannung lediglich eine besondere Art der Aufmerksamkeit sehen müssen.

Auch bei ihr betätigt sich die Aufmerksamkeit, selbst wo das, dem sie zugespannt ist, lediglich im Erregungsgebiet verbleibt, so, daß ein Spannungsbewußtsein von ihr Kunde gibt, und mit der Konzentration sowie der durch sie gegebenen Energie der Reproduktion an- und abschwillt.

Noch eine letzte, nur scheinbar kühne Erweiterung der Funktionen der Aufmerksamkeit sei wenigstens erwähnt. Sie umfaßt eine Gruppe bekannter Erlebnisse, auf die ich schon in anderem Zusammenhang hingewiesen habe [**30**, 46]. Wir müssen abends eine Arbeit ermüdet abbrechen, weil sie nach längerem, vielleicht wiederholtem Bemühen nicht zu einem befriedigenden Ergebnis geführt hat. Wenige Stunden später aber steht im Halbwachen vor dem Einschlafen oder im Halbschlaf vor vollem Wachwerden die vergebens gesuchte Lösung, das eine Mal nur scheinbar, ein anderes Mal in der Tat zutreffend, innerlich vor uns. Oder sie fliegt uns, wie von selbst, scheinbar freisteigend zu, wenn wir am nächsten Morgen aufs neue an unsere Arbeit gehen. Mehr noch, wir brechen, durch mehrmonatliche Arbeit abgespannt, eine unfertige Arbeit ab, die zuletzt gar nicht mehr gelingen wollte, und suchen für Wochen ablenkende Erholung, so daß wir aus allen gewohnten Verhältnissen und Gedankengängen herauskommen, Neues, vor allem die freie Natur, auf uns wirken lassen. Kehren wir dann erholt zurück, so wird das früher Schwere leicht, die Gedanken haben sich wie von selbst geordnet; wir vollenden in Stunden, was uns in Wochen nicht gelingen wollte. Und endlich: Jahre hindurch haben wir uns mit einem Problem gequält, dessen Lösung sich uns nicht ergeben wollte; wiederholt haben wir versucht, die Gedanken schriftlich ins Reine zu bringen. Immer aufs neue mußten wir abbrechen und liegen lassen, nachdem wir bei Anderen, wie es zu gehen pflegt, im wesentlichen vergeblich Hilfe gesucht haben. Vielleicht hat auch einem akademischen Forscher die bessere Zuflucht zu seminaristischen Übungen über das Problem nicht genügende Sicherheit gewährt. So ist es zu keiner Lösung gekommen, obgleich wir von anderen Seiten aus immer wieder dem Problem nahegeführt wurden. Dann finden wir vielleicht in angeregter Stimmung und geistiger Frische, fernab von allen eigenen und fremden Hilfsmitteln, den Antrieb, in erneuter konzentrierter Arbeit zum Abschluß zu gelangen. Und siehe, die Lösung gelingt zu unserer Befriedigung aus dem sich reich erschließenden Gedächtnis in fast spielender Arbeit binnen kurzer Wochen. Ähnliches gilt natürlich von jeder Art geistiger Betätigung.

Daran, daß alle diese assoziativen Gebilde wesentlich in dem Untergrund der unbewußten Erregungen entstehen, kann kein Zweifel sein. Ich habe mir deshalb erlaubt, sie als Produkte eines vorbewußten Denkens zu bezeichnen, das sich selbstverständlich durch intuitive wie durch formulierte und formulierende Repräsentabilien vollziehen kann. Gewiß können in den Ruhepausen Intervalle vorhanden sein, in denen die einen oder anderen Glieder im Bewußtsein auftauchen; sie pflegen bei längeren Pausen kaum zu fehlen. Aber dieses Aufsteigen kann nur selten für die geleistete Arbeit verantwortlich gemacht werden. Meist setzt es diese sogar voraus. Gleichmäßig ferner kann die Reproduktions-Energie unter die Glieder dieser Vorgangsreihen nicht verteilt sein. Sie müssen Unterschiede zeigen, die denen des Ober- und Unterbewußtseins analog sind. Daraufhin aber dürfen wir entsprechend allem Vorstehenden auch eine vorbewußte Aufmerksamkeit annehmen, obgleich es hoffnungslos scheint, die ihr entsprechenden Spannungszustände sicher zu konstatieren.

Trotzdem würde ich an dem Befremden, das diese in der Annahme eines vorbewußten Denkens mitenthaltene Hypothese erregen mag, keinen Anstoß nehmen. Wir fanden uns berechtigt, die Aufmerksamkeit als eine Grundfunktion des Seelischen zu deuten. Sie gehört demgemäß nicht lediglich dem wachen normalen Bewußtsein an. Sie entsteht mit den Bedingungen zur Reproduktion und bleibt bestehen, solange diese Bedingungen wirksam bleiben. Es ist ausgeschlossen, die Aufmerksamkeit auf unser Geistesleben einzuschränken. Wir müssen sie, wie reichliche Reaktionsbewegungen bezeugen, überall da voraussetzen, wo bei den Tieren individuell erworbenes Gedächtnis vorliegt. Wir fanden uns endlich ganz unabhängig von dieser Hypothese genötigt, den unbewußten Erregungen verschiedene reproduktive Energie, also dynamische Reproduktionszentren zuzusprechen.

Es fehlt überdies nicht völlig an Hinweisen auf die gesuchten Spannungen, die den Zuständen vorbewußter Aufmerksamkeit entsprechen. Fürs erste ist zu beachten, daß nur schwache Spuren eines Spannungsbewußtseins in Frage kommen können, die den fließenden Zusammenhang zwischen Ober- und Unterbewußtsein dadurch weiterverwickeln, daß wir nunmehr auch dem letztgenannten ein Spannungsbewußtsein dieser Art nicht vorenthalten dürfen. Sie sind dementsprechend der Selbstbeobachtung schwer zugänglich. Aber suchen wir daraufhin, so finden wir nicht selten kurze Intervalle, in denen die vorhandene Aufmerksamkeitsspannung durch das Oberbewußtsein nicht restlos ausgefüllt wird. Beim Nachdenken über zu lösende Fragen, wenn wir z. B. beim Schreiben aufsehend den Blick in die Ferne richten, können wir, abgesehen von dem zufälligen Bestand der unbeachteten Sinneswahrnehmung unschwer feststellen, daß nur Spuren des Gesuchten, und selbst solche nicht notwendig vorhanden sind. Trotzdem finden sich, falls nicht besondere Schwierigkeiten vorliegen, nach kurzer Pause dieser Art die gesuchten Gedanken und Formulierungen auch hier wie von selbst ein. So auch bei der stillen Präparation einer Auseinandersetzung im Gespräch oder einer unpräparierten, vom Augenblick geforderten Rede, ebenso in Zuständen des Halbwachens oder Halbschlafens, vor allem in den Momenten unmittelbar vor dem Eintritt unerwarteter Einfälle, sowie bei besonders lebendigem Gedankenfluß in gesteigerter geistiger Erregung. Auch in den längeren Ruhepausen, in denen unsere Gedanken absichtlich oder unwillkürlich von der unterbrochenen Arbeit abgelenkt sind, lassen sich Spuren dieser Art entdecken. Wir können mitten im Gespräch, mitten im Anschauen während eines Spaziergangs plötzlich und unwillkürlich in starker Spannung wie in uns selbst versinken, so daß wir, uns besinnend oder gefragt, woran wir gedacht haben, mit Recht antworten müssen: „Ich weiß nicht, an was.“ Das können Spannungsmomente auf Grund unbewußter Erregungen sein, die der stillen Weiterführung unterbrochener Arbeit dienen. Wir sind zumeist nicht in der Lage, sie auf diese Arbeit zu beziehen. Aber es ist gewiß nicht nur mir des öfteren aufgestoßen, daß ich, aus solcher Versunkenheit aufgerufen, unmittelbar nach dem „Ich weiß nicht, an was“ einen Bewußtseinsschimmer finde, der auf jene stille Arbeit hinweist.

Zum Abschluß dieser Skizze der reproduktiven Aufmerksamkeitsfunktionen sei noch zweier umstrittener Bestimmungen der Aufmerksamkeit gedacht.

Die erste geht auf das der Aufmerksamkeit im engeren Sinne und der Erwartung sicher eigene Spannungsbewußtsein. Es ist selbstverständlich das Bewußtsein eines Zustandes, in dem wir uns befinden, ohne daß es notwendig Selbstbewußtsein (S. 43) mit sich führte. Als ein reaktives Zustandsbewußtsein erweist es sich durch die reproduktiven Wirkungen der Aufmerksamkeit und die mit ihr verknüpften Ausdrucksbewegungen. Es ist also nach dem hier vorliegenden Sprachgebrauch emotionellen Charakters, ein Spannungsgefühl, das sich in dem willkürlich bedingten Aufmerken zur Höhe des Willensgebietes im eigentlichen Sinne erhebt. Bereits deshalb wird die Annahme undurchführbar, es in die Sensationen der ausgelösten Bewegungen aufzulösen. Sie ist, wie schon besprochen (S. 60), so wenig durchführbar, wie der Versuch, die Behauptung eines solchen sachlichen *posterius prius* — zeitlich liegt vielfach Simultaneïtät vor — für die Affekte zu begründen. Es ist nur richtig, daß die motosensorischen und verwandte Sensationen der Zirkulationserregungen, des Atmens usw., auch in das Spannungsgefühl, *in concreto* von ihm nicht abtrennbar, einfließen. Denn die Intensität der Spannung kann zu- oder abnehmen, während die entsprechenden Bewegungen schwächer oder stärker werden, oder die gleiche Intensität und den gleichen Umfang behalten. Sie ist auch sonst in weitem Maße von ihnen unabhängig.

Wir durften demgemäß schon eingangs von der Aufmerksamkeit in den beiden genannten Arten als einer Mischform aus intellektuellen und emotionellen Bewußtseinsinhalten sprechen. Nunmehr dürfen wir vermuten, daß dieser Charakter ihr auch dann eigen ist, wenn sie ganz im Gebiet der unbewußten Erregungen verbleibt. Vielleicht handelt es sich um eine Mischform besonderer Art. Ist die Annahme zutreffend, daß die Aufmerksamkeit eine ursprüngliche Funktion alles seelischen Geschehens, gleichsam die Seele des Seelischen ist, wie dies auch, nur falsch bezogen, in den voluntaristischen Deutungen ihres Wesens zum Ausdruck kommt, so sind die emotionellen und intellektuellen Erregungen in ihr nur zwei Seiten eines und desselben seelischen Geschehens, wie möglichenfalls emotionelle und intellektuelle Vorgänge überhaupt.

Eine zweite Bestimmung berührt das schließlich undurchdringliche Wesen der Aufmerksamkeit noch direkter. Daß Aufmerksamkeit seelische Arbeit ist, weiß Jeder. Wir müssen lernen, konzentriert aufmerksam zu sein, wie wir überhaupt arbeiten lernen müssen. Ihr Arbeitscharakter verrät sich ebenso deutlich in den Ermüdungserscheinungen, die sie im Gefolge hat. Er liegt dem Sprachgebrauch zugrunde, der uns von ihrer reproduktiven Energie und ihren dynamischen Zentren reden ließ. Aufmerksamkeit, können wir daraufhin sagen, erfordert nicht nur psychische Energie, sie ist psychische Energie, und zwar die psychische Energie. Sie bekundet sich als solche auch darin, daß sie — dunkel genug — an die Intensität der Erregungen, die von ihr ergriffen worden sind, nicht gebunden ist. Ihre Energie ist eigener Herkunft und Art.

Ohne weiteres ist zuzugestehen, daß alle die von der Erörterung des vorbewußten Denkens an hier entwickelten Vermutungen zurzeit nicht ausreichend fundiert sind und nicht genügend fundiert werden können, falls man sich nicht entschließt, die hier als unbewußt gefaßten residualen Bedingungen des Bewußtseins als Bewußtseinsinhalte unmerkbarer Art zu fassen, d. i. sie als unerregte, wie als erregte den Bewußtseinsinhalten qualitativ gleich zu denken, also die schon berührte Hypothese der *petites perceptions* (S. 17) wieder aufzunehmen. Aber ich sehe nicht, wie diese Hypothesen überhaupt gesichert werden können. Wir finden uns im Gebiet des Unbewußten anscheinend vor seelischen Tiefen, die keine psychologische Forschung jemals ermessen wird — „ψυχῆς πείρατα ἰὼν οὐκ ἂν ἐξεύροιο, πᾶσαν ἐπιπορευόμενος ὁδόν; οὕτω βαθὺν λόγον ἔχει“ —, vor Grenzen des Erkennens, die nicht bloß der vorliegenden Aufgabe gesteckt sind, und damit vor Fragen, wo das Wissen aufhört und das Ahnen beginnt, vor Problemen, deren Lösung keine objektive Gewißheit verträgt, sondern lediglich der subjektiven Zuversicht Raum läßt.

Gleichviel jedoch, wie es um die vorgeführten Vermutungen steht: sie sind nicht Bausteine zur Reproduktions-Psychologie. Was wir an solchen suchten und fanden, liegt in den engen Beziehungen der Aufmerksamkeit zu allen Arten der Reproduktion von einem Gesichtspunkt aus, dessen Ausblicke in den Erörterungen der vorhergehenden Kapitel nur gestreift werden konnten.

Kapitel X

Erläuternde Schlußbemerkungen

Nunmehr können wir den überlieferten Begriff der Reproduktion so bestimmen, wie die vorstehenden Erörterungen fordern.

Wir trennten schon eingangs die Begriffe der Reproduktion und Assoziation voneinander. Daraufhin formulierten wir die Reproduktion im überlieferten Sinn als den Inbegriff der Vorgänge, durch die früher gegebene Bewußtseinsinhalte, die mit gegenwärtig gegebenen in assoziativem Zusammenhang stehen, diesem Zusammenhang entsprechend aufs neue über die Schwelle des Bewußtseins gehoben werden (S. 14). Die alten erworbenen, schließlich vorangehenden präformierten Assoziationen schlossen wir in diese Fassung stillschweigend ein. Trotzdem erwies sie sich nach verschiedenen Richtungen hin als zu eng. Fürs erste sind die reproduzierenden Glieder des Reproduktionsvorgangs, der durchgängig dem intellektuellen seelischen Geschehen zuzurechnen ist (S. 82f.), nicht notwendig Bewußtseinsinhalte. In ihrer Grundform sind sie die für sich genommen unbewußten Reizkomponenten für die apperzeptive Verschmelzung der Sinnes- und Selbst-Wahrnehmungen (S. 49), für deren Ursprung keine assoziativen Zusammenhänge in Betracht kommen. Sie können ebenso, wie vielfach hervorzuheben war, dem Gebiet assoziativ ausgelöster, unbewußt bleibender Erregungen von Gedächtnisresiduen angehören. Wohl zu unterscheiden von der unselbständigen Reproduktion durch Verschmelzung ist die selbständige, assoziativ bedingte, die in ihrer nächstliegenden Funktion als repräsentale apperzeptive Ergänzung des Wahrgenommenen auftritt (S. 79f.). Auch diese Ergänzungen aber sind nicht notwendig bewußt, d. i. als Repräsente gleichviel welcher Art gegeben. Sie können von vornherein unbewußt erregt sein, vielleicht auch in dem Grenzfall unterschwellenartiger Reize (S. 84). Sie können zu unbewußten Erregungen hinabsinken, auch im selbständigen, von vorliegenden Wahrnehmungen unabhängigen Bewußtseinsverlauf (S. 116f.). Wo immer bei all diesen Arten der Reproduktion die Aufmerksamkeit mitwirkt, übernehmen darin dynamische Zentren die Leitung der Reproduktion (S. 161). Nehmen wir die auch hier durchgängig verwertete Hypothese hinzu, daß die Reproduktionsvorgänge so wenig wie ihre apperzeptiven und assoziativen Grundlagen rein physischer oder rein psychischer, sondern stets psychophysischer Art sind (S. 128), so haben wir die Voraussetzungen für die gesuchte Begriffsbestimmung beisammen.

Demnach ist Reproduktion der Inbegriff der psychophysischen Vorgänge, durch welche ruhende Gedächtnisresiduen ursprünglich gegebener psychophysischer Erregungen aufs neue oder wiedererregt werden. Die Diallele in dieser Bestimmung ist ihr mit jeder anderen gemein; sie ist in der überlieferten Fassung nur versteckter enthalten. Sie läßt sich nicht aufheben. Denn von der Art und Weise, wie ein Reiz eine residuale Erregung, eine solche einen Bewußtseinsinhalt, oder ein Bewußtseinsinhalt eine residuale Erregung oder einen anderen Bewußtseinsinhalt auslöst, können wir niemals etwas wissen [**29**, § 100 f., 113 f.].

Wiederholt sei nochmals: Die genetisch primäre dieser Wiedererregungen ist die unselbständige durch apperzeptive Verschmelzung in allen Arten der Sinnes- und Selbstwahrnehmung. Die assoziativen Zusammenhänge der Residualkomponente des wahrnehmenden Erkennens bedingen, zumeist unter Leitung der dynamischen Reproduktionszentren des Oberbewußtseins, die selbständigen Reproduktionen der apperzeptiven Ergänzung, und weiterhin alle Arten selbständiger Reproduktion, auch die von Einbildungsvorstellungen. Die reproduzierten Glieder können Vorstellungsinhalte sein; sie sind aber in breitem Umfange, in Grenzfällen anscheinend vielfach, lediglich unbewußt erregte Bedingungen des Bewußtseins.

Die ersten eben genannten Annahmen bilden die Grundlage der Reproduktions-Psychologie (vgl. S. 20).

Weiter sei bemerkt, daß es zweckmäßig schien, im Vorstehenden nur ausnahmsweise Anlaß zu kritischer Abwehr zu nehmen. Auch zum Abschluß sei darauf verzichtet, wesentlich anders orientierte Gedankengänge kritisch zu würdigen. Wo keine Aussicht auf Verständigung ist, gebührt sich zu schweigen und alles Weitere der sichtenden Arbeit in der Zukunft anheimzustellen. Es seien daher nur noch Bedenken angeführt, die sich von dem hier eingenommenen Standpunkt aus ergeben, und die abweichenden Annahmen neueren Datums skizziert.

Ohne Zweifel sind manche der vorgebrachten Argumentationen und Behauptungen von Erfahrungen abhängig, die der eigenen Individualität entstammen und nur für ähnlich Disponierte gelten.

Es ist deshalb angezeigt, über diese Eigenheiten einiges Wenige zu bemerken. Das sollte bei psychologischen Untersuchungen allgemeinen Charakters zur Regel werden. Es sollten sogar Feststellungen der Art, so kümmerlich sie auch zurzeit trotz all der vielen diagnostischen psychologischen Methoden noch ausfallen, bei einem Jeden vorgenommen werden, der als Versuchsperson zu wissenschaftlichen Beobachtungen zugelassen wird. Schließlich hängt doch die Deutung aller solcher Feststellungen, sollen sie ernsthaften Wert besitzen, an der Selbstbeobachtung, also, wenn man so will, an dem Fundament der zurzeit so unbillig vielgeschmähten „Schreibtisch-Psychologie". Nur so wird sich auch die selbst bei unwissentlichen Versuchen kaum aufzuhebende Infektion der Versuchspersonen durch die Meinungen des Versuchsleiters auf ein möglichst geringes Maß bringen lassen. Selbst der Geschulte findet doch, wie schon zu bemerken war, in sich leicht, was er sucht, weil das Suchen das Gesuchte dem Bewußtsein zuführt, und sieht nicht, was sichtbar ist, weil er nicht erwartet und nicht disponiert ist, es beachtend zu sehen.

Ich kann mich, so weit ich zurückzudenken vermag, nicht rühmen, auf irgendeinem Sinnesgebiet zu Denjenigen zu gehören, denen die Gegenstände der Wahrnehmung in ihrer feineren Gliederung unmittelbar entgegentreten, deren Sinnesgedächtnisse also besonders gut funktionieren, und deren Aufmerksamkeit durch äußere Reize leicht gefesselt und zur Konzentration gebracht wird. Insbesondere schwach sind meine akustischen Erinnerungen sachlichen Gehalts mit Einschluß der musikalischen. Auch die motosensorischen und optischen Repräsente sind im allgemeinen wenig ausgeprägt, für Farben, wie bei den seinerzeit von Fechner Befragten [**35**, II 478 f.], weniger noch als für Raumformen. Erinnerungen, Einbildungs- und abstrakte Vorstellungen von Farben treten im wachen Bewußtsein unwillkürlich nur selten auf; sie lassen sich kaum jemals willkürlich erzeugen. Nur im Halbwachen und im Traum können sie ungesucht zum Vorschein kommen, besonders leicht in Zuständen geistiger Überreizung. Dann können sie, auch mit akustischem Einschlag, bis zu vollster halluzinatorischer Deutlichkeit anschwellen, meist, aber nicht ausschließlich, in phantastischen Gebilden. Früh und stark entwickelt ist dagegen, wie schon erwähnt, mein akustisches Sprachgedächtnis, mit schwachem motosensorischen Beisatz. Mein Denken ist dementsprechend vorwiegend ein formuliertes; es wird zu einem solchen leicht auch dann, wenn es intuitiv angeregt ist. Auch ein starkes Gefühl für Rhythmen jeder Art habe ich zu verzeichnen, das unwillkürlich zu Rhythmisierungen treibt und sich, wie mir scheint, auch in der Neigung zu ordnenden Gliederungen äußert.

Diesen im ganzen ungünstigen Bedingungen für die Erfassung der Außenwelt geht ein früh erwachtes Interesse an der Selbstbeobachtung zur Seite. Wenn ich mich recht besinne, ist es nicht, wie häufig, an emotionellen Verstimmungen erwacht, sondern an unwillkürlichen Umwendungen der Aufmerksamkeit auf den Vorstellungsverlauf. Eine mir unvergeßlich gebliebene flüchtige Bemerkung eines verehrten Lehrers im chemischen Anfangsunterricht hat dazu entscheidend beigetragen; ich begriff damals nicht, wie sie an den Mitschülern spurlos vorüberging. Einer Schulung zur Konzentration der Aufmerksamkeit auf gedankliche Arbeit hat es kaum bedurft. Die Gewöhnung kam von selbst. Der Schulunterricht hat sie nur auf einem Gebiet später gefördert.

Störend wirkte, wenn solche Konzentration nicht oder noch nicht vorhanden war, der schnelle, noch jetzt manchmal zu schnelle Eintritt von Reaktionen jeder Art, auch der intellektuellen und emotionellen, d. i. die tachistoskopisch verifizierte Kürze meiner Reaktionszeiten. In der wissenschaftlichen Tätigkeit nötigte das zu dem öfter hemmenden Bestreben, leicht entstandene Einfälle und scheinbar wertvolle Intuitionen auf sich beruhen zu lassen, bis weitere Antriebe zu ihnen zurückführten.

Diese Angaben mögen zu besserem Verständnis der vorstehenden Ausführungen und nachfolgenden Bemerkungen sowie zu ihrer Kritik genügen.

An erster Stelle stehe nunmehr ein ernsthaft gedachtes Bedenken gegen die oben berührten Grenzfälle des Verstehens und Eigendenkens. Ich darf es seinem Wortlaut nach mitteilen: „Das verstandene Wort (Mensch) unterscheidet sich vom unverstandenen, fremden oder sinnlosen (Nüp), auch wenn bei jenem der Sinn nicht in Gestalt einer anschaulichen Sachvorstellung im Bewußtsein sich findet. Es muß also im Bewußtsein dem verstandenen Wort etwas zukommen, das es vom unverstandenen unterscheidet. Dies Unterscheidende kann nicht eine Bekanntheitsqualität (oder dergleichen) der Wortvorstellung selbst sein; denn auch wenn wir das sinnlose Wort (Nüp) durch Wiederholung zu einem wohlbekannten machen, bleibt der Unterschied gegenüber dem verstandenen Wort für das Bewußtsein bestehen. Das Charakteristische des verstandenen Wortes muß also darin liegen, daß seine Bedeutung sich irgendwie im Bewußtsein geltend macht, auch wenn sie nicht als anschauliche Vorstellung gegenwärtig ist. Die Berufung auf ganz verschwommene, aber immer noch echt-anschauliche Vorstellungen versagt vielfach, weil der Wortsinn uns ganz klar und deutlich bewußt sein kann, obwohl eine klare und deutliche anschauliche Sachvorstellung sicher fehlt; das klare und bestimmte Bedeutungsbewußtsein kann nicht in einer verschwommenen, kaum bewußten anschaulichen Vorstellung bestehen."

Ähnliche Bedenken gegen die Annahme jener Grenzfälle sind mir auch von anderer Seite aus entgegengehalten worden.

Ich entnehme ihnen vorerst, was schon bei der Besprechung jener Fälle angedeutet wurde, daß diese nicht durchgängig angetroffen werden, vielleicht nur bei Solchen, deren Denken im wesentlichen ein formuliertes ist und verhältnismäßig schnell reagierend verläuft. Von selbst versteht sich zweitens, daß, falls die Annahme jener Grenzfälle auf unzureichender Selbstbeobachtung beruhen sollte, die Kreise der Reproduktionspsychologie nur an einem Punkte berührt, nicht gestört würden. Aber ich vermag doch auf Grund meiner unwillkürlichen und willkürlichen Selbstwahrnehmungen nicht zuzugeben, daß eine Selbsttäuschung vorliegt, und kann, die Richtigkeit meiner Beobachtungen vorausgesetzt, das Bedenken selbst nicht anerkennen.

Mit vollem Recht wird in ihm behauptet, daß der Bewußtseinsbestand bei gelingendem Verständnis eines Worts, das für sich oder in prädikativem Zusammenhang dargeboten wird, ein anderer ist, als bei einem unverständlichen fremdsprachlichen oder einem sinnlosen. Sicher ferner ist der Erregungsbestand in beiden Fällen verschieden. Dort sind auf Grund der vollzogenen akustischen oder optischen Verschmelzung die Repräsentabilien des Bedeutungsgehalts apperzeptiv repräsental oder unrepräsental ergänzt, bei vertrautem Bedeutungsgehalt unmittelbar. Hier dagegen fehlen die Repräsentabilien der Bedeutung, die eine Ergänzung vermitteln könnten. Das meldet sich im Bewußtsein durch das Überraschende, Fremdartige, Beunruhigende, Störende des versagenden Verständnisses. Vielleicht schießen auch schnell als unzulänglich erfaßte unbewußt bleibende Erregungen oder Repräsente zu. Festzuhalten ist nur, daß der Bedeutungsgehalt des verstandenen Wortes in diesen Grenzfällen nie klar und deutlich sein kann. Ein von dem Vorgang des Verstehens verschiedenes Bewußtsein des Verständnisses anzunehmen, liegt überall da kein Grund vor, wo das Verständnis ohne weiteres gelingt. Es entsteht erst, wenn sich Zweifel erheben. Dann versuchen wir wohl, den unsicheren Bedeutungsgehalt durch Reproduktion seiner Repräsente klar und deutlich zu erkennen, oder wenigstens durch definitorische Bestimmungen zu sichern. Mißlingt dies, z. B. bei uns fremden Ausdrücken wissenschaftlicher Schulsprache, bei vielleicht verführerischen Bildformulierungen unbestimmten Ahnens symbolischer Zusammenhänge, oder im Gedankenrausch nicht wohl formuliert faßbarer, vielleicht vielseitiger Intuitionen, so gibt es der Wege viele, das Peinliche eines solchen Zustandes zu beseitigen, sei es, daß sie zum Ziele führen, sei es, daß wir aufgeben, es zu erreichen. Aber keiner dieser Wege ist der vorliegenden Betrachtungsweise verschlossen. So wird aus dem Einwand eine Bestätigung.

Wäre nicht bei allem Ungewohnten des Mißverstehens kein Ende, so würde es überflüssig sein, noch einen anderen Einwand gegen die Grenzfälle kurz zu erledigen. Die mannigfachen, jedem Wort einer entwickelten Sprache zukommenden, oft genug seltsam zusammengewachsenen Bedeutungsinhalte und deren kaum weniger vielfache Nuancierungen werden im gegebenen prädikativen Zusammenhang auf die gemeinten eingeengt. Das geschieht im Bewußtsein dadurch, daß die ergänzenden Bedeutungsrepräsente sich wechselseitig determinieren. Nur scheinbar fällt diese gegenseitige Kontrolle da fort, wo an die Stelle der Repräsente deren Repräsentabilien treten. Denn reinlich vollzieht sich jene Bewußtseinskontrolle doch nur in der logischen Normierung. Tatsächlich entwickeln sich die Determinationen auf ihrer assoziativen Grundlage, wie wir gesehen haben, stets zum größeren oder geringeren Teil in der Sphäre der unbewußten Erregung. Und nichts spricht dagegen, daß sie sich unter den Bedingungen, die zu Grenzfällen führen, ganz im Gebiet der Repräsentabilien abspielen. Die entsprechenden Assoziationen der Repräsentabilien und die durch sie bedingten Erregungs-Reproduktionen sind also auch hier zum Verständnis ausreichend.

Schwerer wiegen gerade gegenwärtig die prinzipiellen Bedenken, die jeden Versuch einer Umbildung der Assoziationspsychologie, und damit die Grundgedanken der vorstehenden Untersuchung ablehnen lassen. Sie wiegen um so schwerer, als sie sich nicht in erster Linie auf eine Verbesserung alter rationalistischer Gesichtspunkte stützen, sondern auf Beobachtungsdaten geschulter Psychologen, auf eine wenigstens teilweise experimentell durchgearbeitete Analyse, die von ihren Urhebern als „Denkpsychologie“ schlechtweg bezeichnet worden ist.

Es gibt diesen Bewußtseinsprüfungen zufolge, wie sie von Marbe, N. Ach, Külpe, Bühler und Anderen vorgenommen worden sind, ein „Wissen von einem unanschaulich gegebenen Gegenstande“, ein Gegenwärtigsein eines unanschaulich gegebenen Wissens, Inbegriffe „signifikatorischer Akte“, „Bewußtheiten“, „Bewußtseinslagen“, eigenartige „determinierende Tendenzen“, „unanschauliche Gedanken“ besonderer Art, Herkunft und Gesetzmäßigkeit, die zwar die reproduktiven Vorstellungen mitbestimmen, aber von diesen wesensverschieden sind. Mannigfache Berührungen dieser Annahmen mit der emphatisch verkündeten antipsychologischen „Phänomenologie“ Husserls liegen vor. Der Ursprung dieser wiederholt umgebildeten phänomenologischen Betrachtungen aus den Gedankenkreisen Bolzanos und Brentanos lassen die Richtung erkennen, in der diese Untersuchungen verlaufen; desgleichen die Art, wie sie vom Neukantianismus aufgenommen worden sind. Auch Vermittlungsversuche zwischen diesen Standpunkten und der Reproduktions- sowie der ihnen nicht ganz fernstehenden eindringend durchdachten „Funktionspsychologie“ sind angebahnt, speziell z. B. durch den Ausbau von

Theorien des Relationsbewußtseins. Daneben fehlt es auch nicht an ablehnenden Erörterungen. Vor allem anderen haben G. E. Müllers kritische Bemerkungen auf Grund seiner schon oben erwähnten musterhaft sorgsamen Analyse der Gedächtnistätigkeit und des Vorstellungsverlaufs [85] Gehör gefunden. Ihr sachlicher Gehalt und ihr assoziationspsychologisches Fundament berührt sich, obgleich die Art unseres Untersuchens verschieden ist, mehrfach mit dem Vorstehenden.

Die spezielle Kritik der „denkpsychologischen" Voraussetzungen, Methoden und Resultate, die nach dem ursprünglichen Plan hier ihre Stelle finden sollte, habe ich schließlich unterdrückt, ebenso wie die Auseinandersetzung mit einem wohldurchdachten, mir durch wiederholte Gespräche und schriftliche Wiedergabe bekannt gewordenen Vermittlungsversuch. Das Vorstehende mag und muß für sich selbst sprechen. Zudem kann auf eine Verständigung beider Parteien oder gar auf den definitiven Sieg einer von ihnen nur hoffen, wer verkennt, daß es sich zurzeit auf dem Boden der Psychologie, ebenso wie auf dem Boden der zeitgenössischen Erkenntnistheorie schließlich nur um eine neue Phase des unaufhebbaren Gegensatzes empiristischer und rationalistischer Überzeugungen handelt, die nie aus den Tatsachen herausgelesen, sondern stets in sie hineingedeutet worden sind. Die Psychologie bleibt eben, das sei zum Schluß wiederholt, in ihren Grundlagen ein Teil der Philosophie, der von erkenntnistheoretischen Annahmen auch da erfüllt ist, wo diese in den Mantel experimenteller Beobachtungen eingehüllt sind. Und immer aufs neue bestätigt sich in ihrem eigenlichen Gebiet das tiefsinnige Urteil Heraklits, das den vorstehenden Untersuchungen vorangestellt ist.

Abkürzungen in den Literaturnachweisen

Abh. Ph.: Abhandlungen zur Philosophie und ihrer Geschichte, her. von B. Erdmann, Halle 1893f.

Abh. ps. Pd.: Abhandlungen zur psychologischen Pädagogik, her. von E. Meumann, 1904f.

Ak. W., Abh.: Abhandlungen der Königlich Preußischen Akademie der Wissenschaften.

Ak. W., S.B.: Sitzungsberichte der Königlich Preußischen Akademie der Wissenschaften.

Am. J. Phys.: The American Journal of Physiology, her. von H. P. Bowdich and R. H. Chittenden, Boston 1898f.

Am. J. Ps.: The American Journal of Psychology, ed. by G. St. Hall, E. C. Sandford, E. B. Titchener, Baltimore and Worcester, Baltimore 1888f.

Arch. gs. Ps.: Archiv für die gesamte Psychologie, her. von E. Meumann und W. Wirth, Leipzig 1903f.

Archs. Ph.: Archivs of Philosophy, Psychology and Scientific Methods, ed. by J. McKeen Cattell and Frederick J. E. Woodbridge, New York 1907f.

Arch. syst. Ph.: Archiv für systematische Philosophie, her. von L. Stein u. A., Berlin 1895f.

D. Sch.: Die deutsche Schule, begründet von Robert Rißmann, Berlin und Leipzig 1896f.

E. P.: Die experimentelle Pädagogik, her. von A. Lay und E. Meumann, Leipzig 1905f.

I. D.: Inaugural-Dissertation.

J. Ps. Neur.: Journal für Psychologie und Neurologie, her. von A. Forel, C. Vogt u. A., Leipzig 1902/3f.

Kgb. exp. Ps.: Berichte über die Kongresse für experimentelle Psychologie, her. von F. Schumann, Leipzig 1904f.

Kr. Ps. Arb.: Psychologische Arbeiten, her. von E. Kraepelin, Leipzig 1896f.

L. Ps. U.: Psychologische Untersuchungen, her. von Th. Lipps, I., Leipzig 1904f.

Mind: Mind. A quaterly Review of Psychology and Philosophy, ed. by George Croom Robertson u. A., London 1876f.

Neur. Cb.: Neurologisches Centralblatt, her. von E. Mendel, Leipzig 1882f.

Pfl. Arch. gs. Phys.: Pflügers Archiv für die gesamte Physiologie, Bonn 1868f.

Phil. Mon.: Philosophische Monatshefte, her. von J. Bergmann u. A., Leipzig 1868—1895.

Ps. Bull.: The Psychological Bulletin, ed. by J. Mark Baldwin and C. Warren Howard, Lancaster and Baltimore 1904f.

Ps. Rv.: The Psychological Review, ed. by James McKeen Cattell and J. Mark Baldwin, New York 1894f.

Sch. Ps. St.: Psychologische Studien, her. von F. Schumann, Leipzig 1904f.

S. A.: Separatabdruck.

Vj. w. Ph.: Vierteljahrsschrift für wissenschaftliche Philosophie, her. von Avenarius u. A., 1877—1918.

W. Ph. St.: Philosophische Studien, her. von W. Wundt, Leipzig 1883f.

W. Ps. St.: Psychologische Studien, her. von W. Wundt, Leipzig 1906f.

Zt. ag. Ps.: Zeitschrift für angewandte Psychologie und psychologische Sammelforschung, her. von W. Stern und O. Lipmann, Leipzig 1907f.

Zt. gs. Neur.: Zeitschrift für die gesamte Neurologie und Psychiatrie, begründet von A. Alzheimer und M. Lewandowsky, Berlin 1910f.

Zt. Ps.: Zeitschrift für Psychologie und Physiologie der Sinnesorgane, her. von Ebbinghaus u. A., Leipzig 1890f.

Nachweise aus der Spezialliteratur

1. *Aall, An.*, Zur Frage der Hemmung bei der Auffassung gleicher Reize (Z. Ps. XLVII, 1908).
2. *Ach, N.*, Über die Willenstätigkeit und das Denken. Göttingen 1905.
3. *Aristoteles*, Φυσικὴ Ακρόασις (Op. ex recensione Im. Bekkeri, Berlin 1831, I. 184f.).
4. *Becher, E.*, Experimentelle und kritische Beiträge zur Psychologie des Lesens (Z. Ps. XXXVI, 1904); ebenda auch die Literatur der Streitfrage bis zu diesem Jahre. Man vgl. *Herbertz, R.*, weiterhin Nr. 55.
5. —, Gehirn und Seele. Heidelberg 1911.
6. —, Über physiologische und psychistische Gedächtnishypothesen (Arch. gs. Ps. XXV, 1916).
7. *Becher, S.*, Erkenntnistheoretische Untersuchungen zu Stuart Mills Theorie der Kausalität (Abh. Ph. XXV, Halle 1906).
8. *v. Bechterew, W.*, Objektive Psychologie. Leipzig und Berlin 1913.
9. *Berkeley, G.*, An Essay towards a New Theory of Vision. Dublin 1709. (Works ed. Fraser, Oxford 1871, Vol. I.)
10. *Brodmann, K.*, Physiologie des Gehirns (Die allgemeine Chirurgie der Gehirnkrankheiten, redigiert von F. Krause, Stuttgart 1914).

11. *Brown, Th.*, Lectures on the Philosophy of the Human Mind. Edinburgh 1830.
12. *Bühler, K.*, Tatsachen und Probleme zu einer Psychologie der Denkvorgänge (Arch. gs. Ps. IX, 1907; XII, 1908).
13. —, Artikel „Aufmerksamkeit" im Handwörterbuch der Naturwissenschaften. I. Jena 1912.
14. —, Die Gestaltwahrnehmungen. I. Stuttgart 1913. Die Erörterungen von Dodge und mir über Worttypen hat Bühler nicht berücksichtigt.
15. *Capesius, J.*, Der Apperzeptionsbegriff bei Leibniz und dessen Nachfolgern. Programm, Hermannstadt 1894.
16. *Dearborn, W. F.*, The Psychology of Reading (Archs. Ph.; New York 1906; S. A.).
17. *Dodge, R.*, Die motorischen Wortvorstellungen (Abh. Ph. VIII, 1896).
18. —, Beschreibung eines neuen Chronographen (Zt. Ps. X, 1900). Ein von Dodge für mich konstruiertes, zu Demonstrationen geeignetes Tachistoskop, das in ausgezeichneter Weise simultane Expositionen gestattet, hat das Berliner Psychologische Institut auf unseren Wunsch in Besitz genommen.
19. —, Five Types of Eye Movements in the Horizontal Meridian Plane of the Field of Regard (Am. J. Phys. VIII, 1903).
20. —, The Illusion of Clear Vision during Eye Movement (Ps. Bull. II, 1905).
21. —, Recent Studies in the Correlation of Eye Movement and Visual Perception (Ps. Bull. III, 1906).
22. —, Eine experimentelle Studie der visuellen Fixation (Zt. Ps. LII, 1909; übersetzt aus den Monograph Supplements der Ps. Rv. VIII, 4, 1909).
23. *Ebbecke, M.*, Die kortikalen Erregungen. Leipzig 1919.
24. *v. Ehrenfels, Chr.*, Über Gestaltqualitäten (Vj. w. Ph. XIV, 1890).
25. *Ephrussi, P.*, Experimentelle Beiträge zur Lehre vom Gedächtnis (Zt. Ps. XXXVII, 1904).
26. *Erdmann, B.*, Zur Theorie der Apperzeption (Vj. w. Ph. X, 1886).
27. —, Theorie der Typeneinteilungen (Phil. Mon. XXX, 1894).
28. —, Über die psychologischen Grundlagen der Beziehungen zwischen Denken und Sprechen (Arch. syst. Ph. II 1896, III 1897, VII 1901).
29. —, Logik I². Halle 1907.
30. —, Umrisse zur Psychologie des Denkens². Tübingen 1908.
31. —, Erkennen und Verstehen (Ak. W., S. B. 1912, S. A.²).
32. —, Psychologie des Eigensprechens (Ak. W., S. B. 1914, S. A.).
33. —, Methodologische Konsequenzen aus der Theorie der Abstraktion (Ak. W., S. B. 1916, S. A.).
34. — und *Dodge, R.*, Psychologische Untersuchungen über das Lesen auf experimenteller Grundlage. Halle 1898.
34a. — —, Zur Erläuterung unserer tachistoskopischen Versuche (Zt. Ps. XXII, 1899).
35. *Fechner, G. Th.*, Elemente der Psychophysik I, II. Leipzig 1860.

36. *Feilgenhauer*, *R.*, Untersuchungen über die Geschwindigkeit der Aufmerksamkeitswanderung (Arch. gs. Ps. XXV, 1912).
37. *Finzi*, *J.*, Zur Untersuchung der Auffassungsfähigkeit und Merkfähigkeit (Kr. Ps. Arb. III 1901).
38. *Fischer*, *Al.*, Untergründe und Hintergründe des Bewußtseins (D. Sch. XIX, Leipzig und Berlin 1915).
39. *Gamble*, *A. McC.* and *Whiton Calkins*, *M.*, Die reproduzierte Vorstellung beim Wiedererkennen und beim Vergleichen (Zt. Ps. XXXII, XXXIII, 1903).
40. *Geiger*, *M.*, Über das Wesen und die Bedeutung der Einfühlung (Kgb. exp. Ps. IV, 1911).
41. *Goldscheider*, *A.*, Über die materiellen Veränderungen bei der Assoziationsbildung (Neur. Cb. XXV, 1906).
42. *Goldstein*, *K.* und *Gelb*, *Adh.*, Zur Psychologie des optischen Wahrnehmungs- und Erkennungsvorgangs (Zt. gs. Neur. XLI, 1918).
43. — —, Über den Einfluß des vollständigen Verlustes des optischen Vorstellungsvermögens auf das taktile Erkennen (Zt. Ps. LXXXIII, 1919).
44. *Helmholtz*, *H.*, Physiologische Optik [1]. Leipzig 1866.
45. —, Physiologische Optik [2]. Leipzig 1896.
46. —, Die Lehre von den Tonempfindungen [3]. Braunschweig 1870.
47. —, Die Lehre von den Tonempfindungen [4]. Braunschweig 1877.
48. —, Wissenschaftliche Abhandlungen II. Leipzig 1883.
49. —, Vorlesungen über theoretische Physik. Leipzig 1903.
50. —, Vorträge und Reden [5]. Braunschweig 1903.
51. *Henle*, *J.*, Anthropologische Vorträge II. Braunschweig 1876.
52. *Henning*, *H.*, Refraktärstadien in sensorischen Zentren (Pfl. Arch. gs. Phys. CLXV, 1916).
53. —, Versuche über die Residuen (Zt. Ps. LXXVIII, 1917).
54. *Herbertz*, *R.*, Die Lehre vom Unbewußten im System des Leibniz. Bonn 1905. I.-D.
55. —, Überblick über die Geschichte und den gegenwärtigen Stand des Problems der Augenbewegungen (Zt. Ps. XLVI, 1907/8).
56. —, Zur Psychologie des Maschinenschreibens (Zt. ag. Ps. II, 1909).
57. *Hering*, *Ew.*, Über das Gedächtnis als eine allgemeine Funktion der organisierten Materie. Wien 1870. (Andere hierhergehörige Schriften Herings zitiert in Nr. 33).
58. *Höffding*, *H.*, Über Wiedererkennen, Assoziation und psychische Aktivität (Vj. w. Ph. XIII, XIV, 1889/90; ursprünglich als „Psychologiske Studier" in den Schriften der Kgl. Dänischen Gesellschaft der Wissenschaften veröffentlicht).
59. *Huey*, *E. B.*, The Psychology and Pedagogy of Reading (NewYork 1908, S. A.).
60. *Hume*, *D.*, A Treatise on Human Nature, ed. by Green and Grose, I, London 1886.

61. —, An Enquiry concerning Human Understanding, in den Essays moral, political and literary ed. by Green and Grose, II, London 1882.

62. *Jaensch, E. R.*, Zur Analyse der Gesichtswahrnehmungen. Leipzig 1909.

63. *Javal, E.*, Die Physiologie des Lesens und Schreibens, übersetzt von F. Haas, Leipzig 1907.

64. *Kant*, Kritik der reinen Vernunft[1]. Riga 1781.

65. —, Kritik der reinen Vernunft[2]. Riga 1787.

66. *Katz, D.*, Die Erscheinungsweise der Farben und ihre Beeinflussung durch individuelle Gewöhnung (Zt. Ps., Ergänzungsband 7, Leipzig 1911).

67. *v. Kries, J.*, Über die Natur gewisser mit den psychischen Vorgängen verknüpfter Gehirnzustände (Zt. Ps. VIII, 1895).

68. —, Über die materiellen Grundlagen der Bewußtseinserscheinungen. Freiburg 1888.

69. *Külpe, O.*, Versuche über die Abstraktion (Kgb. exp. Ps. I, 1905). Dazu außer den im Verzeichnis hier aufgeführten Arbeiten von Marbe, Ach und Bühler Abhandlungen von H. J. Watt, A. Messer, O. Schultze, A. Grünbaum, A. Michotte, Woodworth, B. Bovet, A. Wh. Calkins u. A.

70. *Kuhlmann, F.*, On the Analysis of Memory Consciousness (Ps. Rv. XIII, 1909).

71. *Kutzner, O.*, Beiträge zur Psychologie des Lesens (Arch. gs. Ps. XXXV, 1916; Kutzner greift hier (S. 175f.) auf die älteren Behauptungen von F. Schumann und O. Messmer zurück).

72. *Lay, W. A.*, Ein auf den Tast- und Bewegungssinn gegründeter Unterricht (Zt. exp. Pdg. III, 1906).

73. *Lehmann, Alfr.*, Über Wiedererkennen (W. Ph. St. V, 1889).
—, Kritische und experimentelle Studien über das Wiedererkennen (W. Ph. St. VII, 1892).

74. *Lipps, Th.*, Das Wissen von fremden Ichen (L. Ps. U. I, 4, Leipzig 1907).

75. *Marbe, K.*, Experimentell-psychologische Untersuchungen über das Urteil. Leipzig 1901.

76. *Markus, D. F.*, Die Assoziationstheorien im XVIII. Jahrhundert. Halle 1901 (Abh. Ph. XV). Dort fehlen allerdings unter den Vorläufern Spinoza und Leibniz, von den Späteren Th. Reid, Priestley, J. Mill und Th. Brown.

77. *Messmer, O.*, Psychologie des Lesens bei Kindern und Erwachsenen (Arch. gs. Ps. II, 1903).

78. —, Zur Psychologie des Lesens bei Kindern und bei Erwachsenen (Abh. ps. Pd. 1904).

79. *Meumann, E.*, Die Entstehung der ersten Wortbedeutungen beim Kinde (W. Ph. St. XX, 1902).

80. —, Die Sprache des Kindes. Zürich 1903 (S. A.).

81. —, Über die Übungsfähigkeit des Gedächtnisses (Arch. gs. Ps. IV, 1905).

82. *Mittenzwey, K.*, Über abstrahierende Apperzeption (W. Ps. St. II, 1907).

83. *Moede, W.*, Gedächtnis in Psychologie, Physiologie und Biologie. Leipzig 1911.

84. *Moskiewicz, G.*, Zur Psychologie des Denkens I (Arch. gs. Ps. XVIII, 1910)
85. *Müller, G. El.*, Zur Analyse der Gedächtnistätigkeit und des Vorstellungsverlaufs. Leipzig I 1911, III 1913, II 1917.
86. — und *Pilzecker*, Experimentelle Beiträge zum Gedächtnis (Zt. Ps., Ergänzungsband I, 1900).
87. *Paul, H.*, Prinzipien der Sprachgeschichte[4], 1909.
88. *Pauli, R.*, Über eine Methode zur Untersuchung und Demonstration der Enge des Bewußtseins sowie zur Messung der Geschwindigkeit der Aufmerksamkeitswanderung. Stuttgart 1913.
89. *Pick, A.*, Über das Sprachverständnis. Leipzig 1909.
90. *v. Polowzow, Warwara*, Untersuchungen über die Reizerscheinungen bei den Pflanzen. Jena 1909.
91. *Poppelreuter, W.*, Über den Versuch einer Revision der psychophysiologischen Lehre von der elementaren Assoziation und Reproduktion. Berlin 1915. I.-D.
92. *Ranschburg, P.*, Über die Bedeutung der Ähnlichkeit beim Erlernen, Behalten und bei der Reproduktion (J. Ps. Neur. V, 1905).
93. —, Die Ergebnisse der experimentellen Psychopathologie des Gedächtnisses (Kgb. exp. Ps. IV, 1911).
94. —, Über Hemmung gleichzeitiger Reizwirkungen (Zt. Ps. XXX, 1902; vgl. Kgb. exp. Ps. V, 1912).
95. —, Über die Wechselwirkung gleichzeitiger Reize im Nervensystem und in der Seele (Zt. Ps. LXVI, LXVII, 1913).
96. *Reuther, Fr.*, Beiträge zur Gedächtnisforschung (W. Ps. St. I, Leipzig 1905).
97. *Ruederer, H.*, Experimentell-psychologische Untersuchung über die Wahrnehmung des gesprochenen Wortes. München 1916. I.-D.
98. *Rülf, J.*, Die Apperzeption im philosophischen System des Leibniz. Bonn 1900.
99. *Scheler, M.*, Über den Grund zur Annahme der Existenz des fremden Ich, im Anhang der Schrift: Zur Phänomenologie und Theorie der Sympathiegefühle. Halle 1913.
100. *Schopenhauer*, Die Welt als Wille und Vorstellung. Leipzig, I 1819, II 1844.
101. *Schuchardt, E.*, Sprachursprung I (Ak. W., S. B. 1919).
102. *Schulz, A. J.*, Untersuchungen über die Wirkung gleicher Reize auf die Auffassung bei momentaner Reproduktion (Ps. St. III, 1909).
103. *Schumann, F.*, Die Psychologie des Lesens (Kgb. exp. Ps. II, 1906).
104. *Segal, J.*, Über Reproduktionstypus und das Reproduzieren von Vorstellungen (Arch. gs. Ps. XII, 1908).
105. *Semon, R.*, Die Mneme als erhaltendes Prinzip im Wechsel des organischen Geschehens[3]. Leipzig 1912.
106. —, Die mnemischen Empfindungen. Leipzig 1909.
107. *Spencer, H.*, The Principles of Psychology[4], § 74. London 1899.
108. *Steinthal, H.*, Einleitung in die Psychologie und Sprachwissenschaft. Berlin 1871, und Zusätze zur ersten Auflage, ebenda 1881.

109. *Sticker, R.*, Die Leibnizischen Begriffe der Perzeption und Apperzeption. Bonn 1900.

110. *Stumpf, C.*, Tonpsychologie. Leipzig, I 1883, II 1890.

111. —, Psychische Erscheinungen und Funktionen (Ak. W., Abh. 1906).

112. —, Die Attribute der Gesichtsempfindungen (Ak. W., Abh., Berlin 1917).

113. —, Empfindung und Vorstellung (Ak. W., Abh. 1918).

114. *Vaerting, Math.*, Otto Willmanns und Benno Erdmanns Apperzeptionsbegriff im Vergleich zu dem von Herbart. Bonn 1911. I.-D.

115. *Verworn, M.*, Die Frage nach den Grenzen der Erkenntnis. Jena 1917 (so auch in anderen Schriften Verworns gemäß dem Standpunkt des von ihm sogenannten „Konditionalismus").

116. *Wagner, J.*, Experimentelle Beiträge zur Psychologie des Lesens (Zt. Ps. LXXX, 1918).

117. *Ward, James*, Assimilation and Association (Mind N. S. II, III 1893, 1894).

118. *Westfal, E.*, Über Haupt- und Nebenaufgaben bei Reaktionsversuchen (Arch. gs. Ps. XXI, 1912).

119. *Wiegand, C. F.*, Untersuchungen über die Bedeutung der Gestaltqualität für die Erkennung von Wörtern (Zt. Ps. XLVIII, 1908).

120. *Windelband, W.*, Die Hypothese des Unbewußten. Heidelberg 1914.

121. *Wirth, W.*, Die Klarheitsgrade des Sehfeldes bei verschiedenen Verteilungen der Aufmerksamkeit (W. Ps. St. II, 1906).

122. — und *Kästner, W.*, Die Bestimmung der Aufmerksamkeitsverteilung innerhalb des Sehfeldes mit Hilfe von Reaktionsversuchen (W. Ps. St. III, IV, 1907 und 1909).

123. *Wundt, W.*, Bemerkungen zur Assoziationslehre (W. Ph. St. VII, 1892).

FSC
www.fsc.org
MIX
Papier | Fördert gute Waldnutzung
FSC® C083411

Kolibri 360 GmbH
Ferdinand-Jühlke-Straße 7
99095 Erfurt, Deutschland
produktsicherheit@kolibri360.de